仿生关节软骨生物力学特性和生物摩擦学研究

陈 凯 张德坤 著

中国矿业大学出版社
·徐州·

内 容 简 介

本书基于天然软骨的孔隙结构制备出了仿生软骨材料，考察了仿生软骨材料的生物摩擦学行为，探讨了仿生软骨材料的摩擦机理及承载润滑机制；建立了仿生软骨材料的流固耦合摩擦模型，研究摩擦条件下仿生软骨材料的接触力学特征、流固耦合承载润滑机制，建立仿生软骨材料摩擦与流固耦合承载的关系，为深入研究仿生软骨材料的摩擦损伤机理及仿生软骨材料的制造提供理论基础。

本书可供材料科学、生物摩擦学及骨科医学领域从事科研、设计人员参考使用。

图书在版编目(CIP)数据

仿生关节软骨生物力学特性和生物摩擦学研究/陈凯，张德坤著. —徐州：中国矿业大学出版社，2017.6

ISBN 978-7-5646-3578-7

Ⅰ. ①仿… Ⅱ. ①陈… ②张… Ⅲ. ①关节软骨—仿生材料—研究 Ⅳ. ①R322.7

中国版本图书馆 CIP 数据核字(2017)第 124681 号

书　　名 仿生关节软骨生物力学特性和生物摩擦学研究
著　　者 陈　凯　张德坤
责任编辑 于世连　张　岩
责任校对 张海平　王慧颖
出版发行 中国矿业大学出版社有限责任公司
（江苏省徐州市解放南路　邮编 221008）
营销热线 (0516)83884103　83885105
出版服务 (0516)83995789　83884920
网　　址 http://www.cumtp.com　**E-mail**:cumtpvip@cumtp.com
印　　刷 徐州中矿大印发科技有限公司
开　　本 787 mm×1092 mm　1/16　**印张** 8.75　**字数** 224 千字
版次印次 2017 年 6 月第 1 版　2017 年 6 月第 1 次印刷
定　　价 52.00 元

前 言

人工关节的磨损是关节置换无菌性松动的重要原因之一。当人工关节假体植入到人体后,由于假体界面发生磨损,磨损颗粒会引起局部界面骨溶解,导致关节假体无菌松动,最终造成人工关节置换失败。从改善润滑机制出发,仿照人体天然关节的结构,设计具有减摩特性的软骨-软骨关节的人工关节配副,为从根本上解决人工关节的磨损和无菌松动具有重要的研究意义。

利用化学结合法制备出带有仿生软骨层的仿生关节软骨结构,利用 MTT 法对仿生关节软骨的生物相容性进行研究。仿生关节软骨的细胞毒性分级为 1 级,无细胞毒性,符合生物材料的医用标准。仿生关节软骨与天然软骨有相似的表面轮廓及力学性能。基于黏-弹理论建立仿生关节软骨的蠕变及应力松弛行为模型,运用有限元法分析其蠕变及应力松弛机理;对仿生关节软骨的动态力学性能进行系统研究。相关研究结果表明:仿生关节软骨的蠕变变形与液体流动速度呈现指数函数关系;多元开尔文模型与广义麦克斯韦模型能够很好地描述仿生关节软骨的蠕变与应力松弛行为;仿生关节软骨的储能模量与频率呈对数函数关系,并随着液固比的下降而逐渐下降,仿生关节软骨的损耗因子与天然软骨的较为接近。

利用有限元法考察仿生关节软骨的启动摩擦行为,探讨仿生关节软骨的承载润滑机理;利用吸附理论建立滑动速度-摩擦系数、载荷-摩擦系数的关系;深入分析仿生关节软骨的摩擦机理,根据两相理论建立仿生关节软骨滑动摩擦与液体承载能力的关系。相关研究结果表明:仿生关节软骨内部的液相从接触表面渗出,起到液体承载作用;不同滑动速度下仿生关节软骨摩擦系数与液体承载比的关系方程为:$\mu=1.17-1.51W^{f}/W$;仿生关节软骨在滑动摩擦时,仿生关节软骨摩擦系数与载荷呈现幂函数的关系,其关系方程为:$\mu=0.077p^{0.28}$,不同载荷下仿生关节软骨的摩擦系数与液体承载比的关系方程为:$\mu=1.4-1.83W^{f}/W$。

根据人体关节运动方式,考察仿生关节软骨的摆动、扭动摩擦行为,研究载荷、摆动角度及扭动角度对仿生关节软骨生物摩擦学行为的影响,利用有限元建立仿生关节软骨摩擦模型，研究摩擦条件下的仿生关节软骨的液体承载机制、接触力学特征及润滑机理，建立仿生关节软骨摩擦系数与液体承载的关联关系。相关研究结果表明：摆动、扭动摩擦系数与法向载荷、摆动角度、扭动角度均呈幂函数关系，摆动、扭动摩擦系数与液体承载比均呈负线性关系。随着载荷及摆动、扭动角度的增大，接触界面的水分流失增多，仿生关节软骨结构发生变化，接触区域的网状结构越紧密，其剪切强度增大，仿生关节软骨摩擦运动时所需的能量越大，因此仿生关节软骨的摩擦系数逐渐增大。扭动摩擦时仿生关节软骨表面的液体逐渐流失，液体承载能力下降，接触界面的状态由完全滑移状态转变为黏滑混合状态，随着载荷的增大，仿生关节软骨中心的粘着区逐渐增大，随着扭动角度的增大，钴铬钼合金球与仿生关节软骨之间的滑动倾向增大，导致滑移区增大，仿生关节软骨中心的黏着区逐渐减小。

利用化学结合法制备出带有仿生关节软骨层的关节窝，并尝试在髋关节模拟器上进行生物摩擦学试验。相关研究结果表明：仿生关节窝具有优良的载荷缓冲能力，其缓冲能力较 UHMWPE 仿生关节的提升了约 10%。在高载荷循环作用下，仿生关节软骨的液体大量流失，使得仿生关节软骨液体承载能力下降，进而引起仿生关节软骨的磨损，最终导致仿生关节窝中仿生软骨层的破裂。

目　录

第1章 绪　论

1.1 仿生关节软骨研究背景与意义

人体天然关节由关节面、关节腔与关节囊几部分组成(见图1-1)。关节头和关节臼表面有关节软骨覆盖。关节软骨在人体的正常生理环境中可以提供一个优良的润滑承载关节面,可以承载传递7～9倍人体的重量,并且摩擦系数极低(0.001～0.03)。通常来说,人体关节能够正常运动70年以上。由于关节是人体承受载荷最大的生物摩擦副,因此关节软骨要承受一生中运动所致的周而复始的磨损,随着人类年龄的增长,以及某些先天性疾病、磨损、外伤等多种因素,人体内氨糖软骨素营养的含量逐渐减少,进而会导致人体内软骨细胞的代谢紊乱(分解的速度大于合成的速度),软骨中的蛋白多糖含量大大减少,关节软骨弹性下降,胶原纤维出现断裂。这可进一步导致关节软骨不断退化和磨损,关节滑液不足,出现软化、糜烂、脱落、软骨下骨暴露,骨与骨之间直接接触,发生硬性摩擦,关节出现疼痛、肿胀、骨摩擦音等症状。这可最终导致骨关节炎的发生。目前,因关节软骨磨损导致的骨关节炎已成为当今世界致残性疾病之一。全球约有4亿人忍受骨关节疾病的折磨。天然软骨的自身修复能力极其有限,一旦造成损伤或产生病变,很少能够自愈,一般采用人工关节置换以重建关节功能。但由于受人工关节置换术普及程度及经济等因素影响,我国每年人工关节置换量仅有9万套左右。预计未来我国关节置换例数会以每年15%～20%的比例递增。

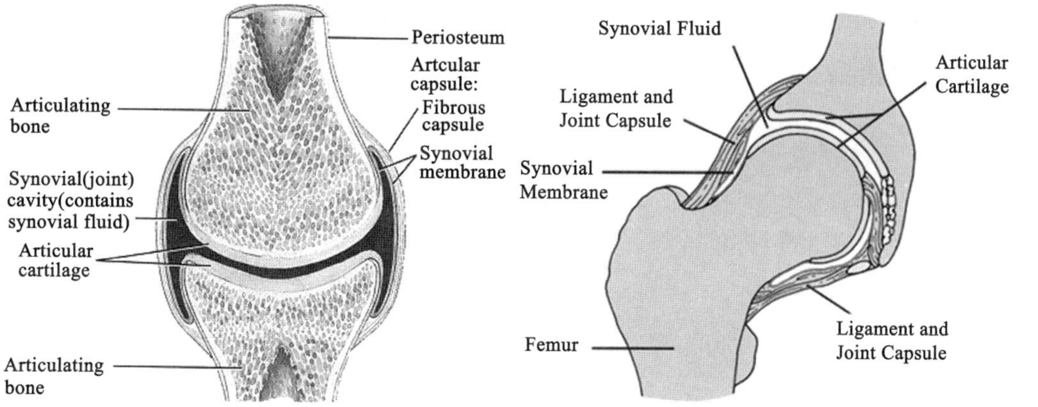

图1-1　天然关节结构

人工关节置换已成为临床治疗关节疾病或创伤的有效途径。虽然人工关节的设计使用寿命较长(一般为15～20年),但由于关节假体间的磨损问题没有得到很好的解决,致使部分关节置换达不到设计要求，成为限制人工关节使用寿命的关键所在。因此，对人体天然关节和人工关节的研究，已成为摩擦学界和医学界长期共同关心的研究内容。

人工关节假体是用人工材料制作的关节组件取代出现病变或损坏的天然关节。植入体材料不具备自然界生命力的代谢作用，假体界面行为与生命介质的相容性差。关节植入体接触面的磨损是必然存在的现象，而且其磨损每年都在延续，磨损颗粒量一直在逐步增加。这些摩擦学性能上的差距必然会影响到人工关节的使用寿命。大量的临床医学研究已证实，人工关节的磨损是关节置换无菌性松动的重要原因之一。磨损颗粒引起的局部界面骨溶解导致的假体无菌松动，是造成人工关节置换失败的主要原因。其临床意义不仅在于假体本身破坏所引起的机械性失败，还在于磨损可产生大量具有诱导假体周围骨溶解生物反应的颗粒物质(见图 1-2)。

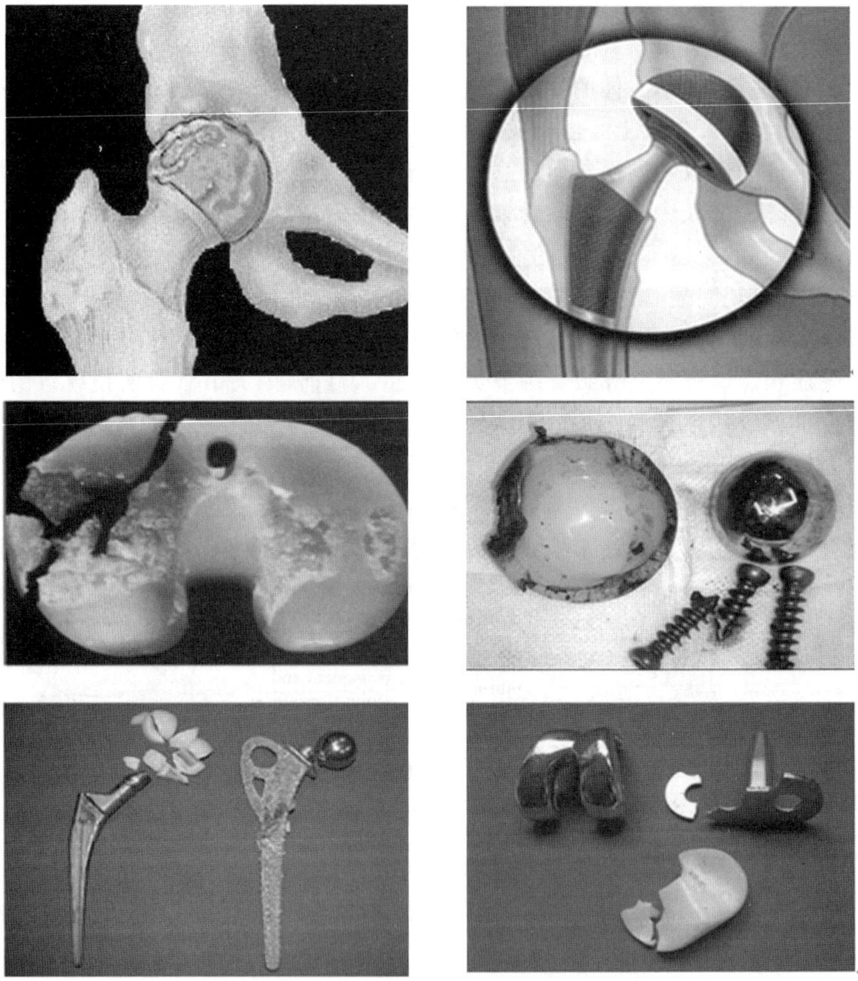

图 1-2　关节置换无菌性松动

从改善润滑机制出发，仿照人体天然关节软骨的组织结构，设计并制备具有减摩特性的软骨-软骨关节面组合的人工关节配副，将有助于实现人工关节的液膜润滑，从而减少人工关节的磨损，从根本上解决人工关节的磨损和无菌松动问题。因此，积极开展人工关节的仿生设计并综合考察其生物摩擦学特性，将有助于延长人工关节假体的使用寿命，降低因其摩擦学失效给假体置换者带来的痛苦或危险。这对于提高假体置换者的生活质量、推动我国的植入体制造产业的发展具有重要意义。

1.2 天然关节软骨研究现状

1.2.1 天然关节软骨的组成及结构

天然关节软骨是覆盖在关节骨端的一种高水合生物组织。其主要是由软骨细胞、细胞外基质和水组成的。细胞外基质主要是胶原纤维框架及各种生物大分子。根据软骨的组织结构不同，软骨可以分为透明软骨、弹性软骨以及纤维软骨。其组织液含量占软骨总质量的60%～85%。基于软骨的这种特殊结构，软骨可以抵抗、传递关节冲击力，增大关节接触面积，减小接触应力，并且具有优良的润滑性能以及耐磨损性能，能够维持人体正常的运动及生理功能。

天然关节软骨由软骨细胞、细胞外基质和水构成。软骨中的细胞外基质是由密集网状的Ⅱ型胶原纤维与蛋白多糖凝胶高度交联形成的。蛋白多糖带有负电荷且具有亲水性。软骨结构是不均匀的、非线性的、各向异性，并且具有时间依赖行为。关节软骨中的软骨细胞含量为1%～2%。并且软骨细胞的大小、形状以及含水量随着软骨深度而变化。天然关节软骨沿深度方向主要分为四个部分：浅表层、中间层、深层和钙化层(见图1-3)。关节软骨的厚度由于部位及人年龄的不同而存在差异。在人体的髋关节中，髋臼及股骨头上的关节软骨的厚度为1～3 mm，而人体膝关节中，关节软骨的厚度为1～6 mm。随着人年龄的增长，关节软骨的厚度呈现下降的趋势。

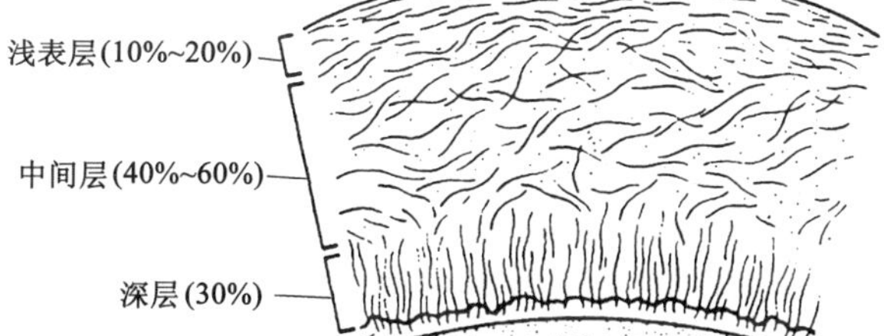

图1-3 关节软骨结构

1.2.2 天然关节软骨的力学特性

天然关节软骨是一种两相多孔且含水量极高的黏弹性材料。在固定载荷/固定变形量作用下，在初始阶段，主要是由组织间的液相承载。随着液相的重新分配，逐渐由固相基质承载，当完全平衡时，液相流动停止。对于关节软骨的力学行为研究主要是研究其时效特性(time-dependent behaviour)。这种随时间变化的力学行为称为黏弹性。可以通过观察两个非常基本的软骨响应进行研究。应力松弛和蠕变变形，非围限压缩、围限压缩、压痕试验已经应用于关节软骨的力学特性研究。

应力松弛是组织对于施加变形后的一种应力衰减的响应。这种应力衰减是与时间有相关性的。当变形施加到软骨表面时,软骨受到的应力增大到最大值,由此压缩应变保持恒定,在此时应力主要是由液相承载;由于液相的重新分布,应力在压缩接触区域随时间逐渐消散下降,最终达到平衡。

蠕变响应是指在恒定的载荷下,材料组织的随时间产生的变形。当载荷突然施加到软骨表面,液相从软骨表面自由渗出,随着软骨液相的流出,蠕变变形会达到平衡,液相流动渗出停止,此时由固体基质的应力均衡所施加的应力为蠕变应力。

1.2.3 天然关节软骨的摩擦润滑机理

天然关节软骨被认为是一个种优良的承载材料,可以提供充分润滑的表面。由于其性能及滑液作用,天然关节软骨摩擦系数非常低、磨损小。润滑是一种减小摩擦磨损的机制。如果两个接触表面的相对运动彼此完全由流体膜分离,那么其摩擦磨损就非常的小。流体薄膜可以很容易地剪切以实现相对运动,而不会损坏底层的接触表面。许多假说被提出来解释关节软骨运行的润滑机理。

1.2.3.1 流体膜润滑

在适当条件下,摩擦副的摩擦表面由一层具有一定厚度的黏性流体完全分开,由流体的压力来平衡外载荷,流体层中的分子大部分不受金属表面离子、电子场的作用而可以自由地移动。这种状态称为流体润滑。流体润滑的摩擦性质完全取决于流体的黏性,而与两个摩擦表面的材料无关。对于有效的流体膜润滑,润滑膜的厚度应为两接触表面粗糙度的 2～3 倍。关节软骨的流体膜润滑又分为流体动力润滑、弹性流体动力润滑、挤压膜润滑等。

(1) 流体动力润滑

只有当两个关节面相对于彼此高速移动时,使润滑液能够被吸入到楔形间隙。由于润滑流体流入到楔形间隙形成高压而使接触表面分离(见图 1-4)。膝关节与髋关节的最小膜厚度分别为 0.029 μm 和 0.020 μm。膜厚相对于天然关节的粗糙度来说太小。流体动力润滑可能是存在于棒球投手在投球时高速轻载运动的肩关节。然而,有一些低速运动的其他关节,运动中结合不同黏度的滑膜,软骨变形和间质流体流动,因而流体动力润滑不能一概而论。

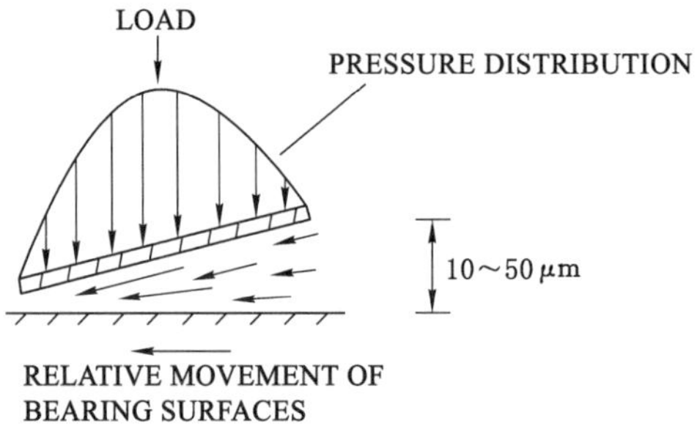

图 1-4　流体动力润滑

(2) 弹性流体动力润滑

当流体动力压力足够高或者承载表面的弹性模量较小时,机构的弹性变形可能发生,在这种状态下的润滑称为弹性流体动力润滑。在此润滑状态时,承载表面没有发生物理接触,磨损很小。随着软骨的变形,接触面积逐渐增大。这将有助于增加薄膜厚度(膝关节的膜厚为 1.25 μm,髋关节的膜厚为 1.3 μm),从而促进润滑。道森研究了局部变形对表面粗糙度的影响。其研究发现:局部加载可以平滑表面粗糙度,能够有效地增大薄膜厚度。

(3) 挤压膜润滑

当两个表面彼此接近时,由于润滑剂具有黏性,润滑剂会被困在间隙内,不能瞬间挤压出来,这种黏滞阻力会引起随时间变化的压力场,可以支持高负荷。在此种状下的润滑称为挤压模润滑。这种润滑机理可能会存在于膝、髋和踝关节,因为关节软骨在受到载荷作用时,水以及小分子的透明质酸会被压入软骨基质内,而大分子的透明质酸保留在软骨上被挤压成一层薄膜,阻止两关节面的接触,起到润滑的作用(见图 1-5)。

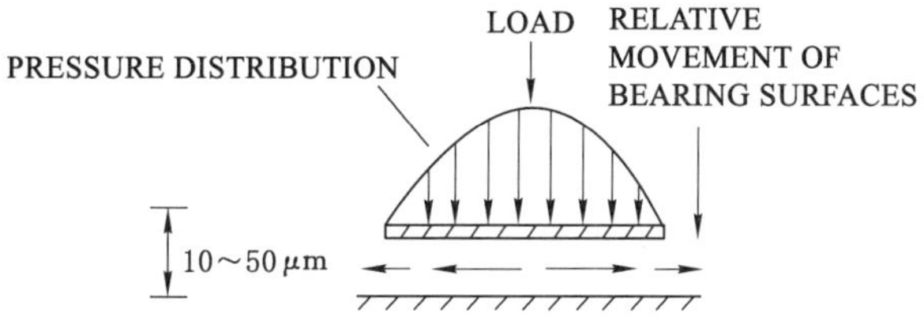

图 1-5 关节软骨的挤压膜润滑机理

1.2.3.2 混合润滑

如果润滑膜的厚度由于速度或黏度的减小而变薄,载荷需要润滑液以及两表面接触的粗糙峰分担,运动的阻力是由润滑液以及粗糙峰的剪切阻力构成。在此种状态下的润滑称为混合润滑。相关研究发现,在人体滑液关节中流体膜润滑和边界润滑都存在。混合润滑可以分为:渗出润滑、组织间流体压力、提升润滑。

(1) 渗出润滑

1959 年,麦卡琴提出了渗出润滑理论。其研究发现:物体与关节软骨接触时,组织液可以通过关节软骨的多孔结构渗出,液体足以维持 15～35 μm 厚的表层,能保持表面良好的润滑。马西洛夫斯基研究认为:渗出润滑是通过减少固-固接触实现减小摩擦磨损,而不是通过减小接触点的摩擦系数来实现减小摩擦磨损。关节软骨,在不受载荷作用时,存储关节润滑液;当受到载荷作用时,能够渗出润滑液,减少固相-固相的接触,从而实现润滑。

(2) 组织间流体压力

当关节软骨的蠕变变形达到平衡时,软骨的摩擦系数亦会增加并达到平衡。渗出润滑认为:载荷主要以组织间流体压力承担,进而减小摩擦。基于双相理论,莫提出了边界摩擦模型;阿提什利用理论模型获得了验证。福斯特利用蠕变变形试验研究了加载时间对摩擦的影响;其研究结果表明组织间流体压力是减小摩擦的重要因素。索尔兹通过围限压缩蠕变变形和应力松弛试验测量了组织间流体压力,为双相理论预测提供了依据,并且其研究发现:在围限压缩试验中,组织间流体压力可以承载 90%以上的载荷。帕克研究了在非围限压缩应力松弛试验中关节软骨的液体承载能力;其研究发现:关节软骨的液体承载能力可以达到 90%,液体承载能力随着软骨深度的增加而减小。阿提什研究发现:平衡摩擦系数随着载荷、压缩应变以及溶液浓度的增大而减小。格兰诺奇其研究了关节软骨的双相表面层;其研究结果表明:在循环载荷下,关节软骨的双相表面层更能有效地保持润滑。

(3) 提升润滑

提升润滑由马鲁达斯提出。当关节软骨的关节面相接触时,互相挤压,软骨间滑液中的液将通过软骨中小孔而渗入接触区域的软骨中,而透明质酸等大分子量物质(400 μm)则留在软骨孔隙之外(2~7 μm)。因此关节受载后,关节之间的滑液黏度增加,从而使关节表面之间的流体膜厚度增加。软骨间的滑液可被挤成"胶状"物质,从而提高软骨的润滑性能(见图 1-6)。

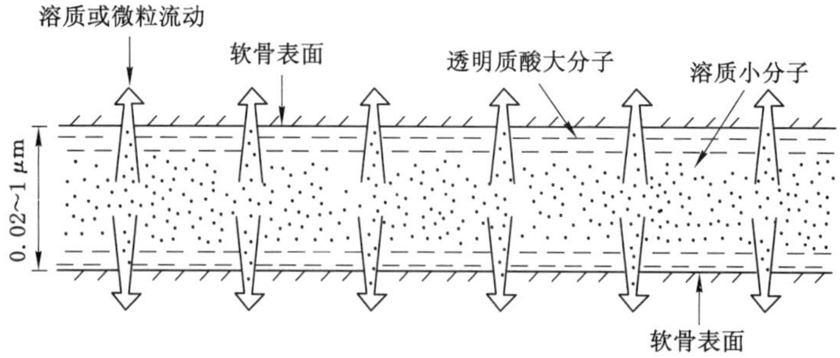

图 1-6　关节软骨提升润滑

1.2.3.3　边界润滑

边界润滑基本上不依赖于任何润滑剂或承载材料的物理性质,而几乎完全依赖于润滑剂的化学性质。研究者发现:两个关节面之间存在的润滑膜的厚度是单层或几个分子,在活动时,润滑剂分子的相互滑动而保护负重面,防止黏连和擦伤。边界润滑不受润滑剂的黏稠性或接触刚度的物理性能影响,而主要是关节面上滑液的化学性吸附。因而润滑剂的化学性质以及粗糙峰的接触力学发挥了重要作用(见图 1-7)。

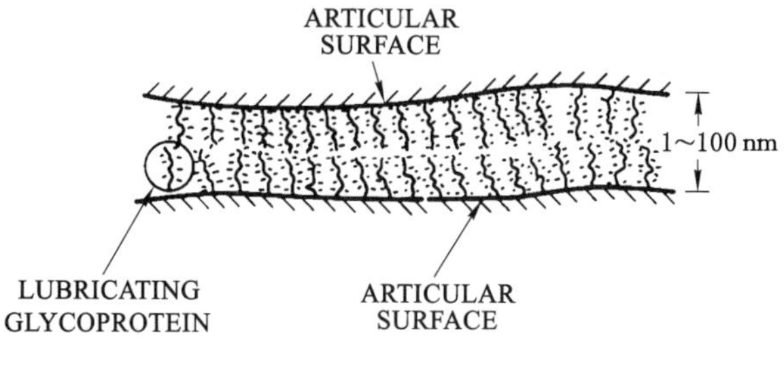

图 1-7　关节软骨边界润滑

关节软骨是一种多孔黏弹性材料。在循环载荷的作用下,软骨内的水分可以不断地挤出和渗入,对关节起到润滑作用,从而减少关节面的摩擦,可使相邻两关节面在运动时的摩擦力和磨损减低到最小,对维持关节运动功能具有重要意义。

天然关节软骨的表面轮廓具有几何不规则的特征(见图 1-8)。具表面轮廓对波动变形和摩擦系数有着显著的影响。软骨在滑动摩擦过程中,接触面积影响软骨摩擦副的摩擦行为,与摩擦系数和波动位移呈负相关性。研究者测试了软骨在动态加载下的摩擦性能;其研究发现:与恒定载荷相比,在动载荷下,软骨的摩擦系数有较大的降低。

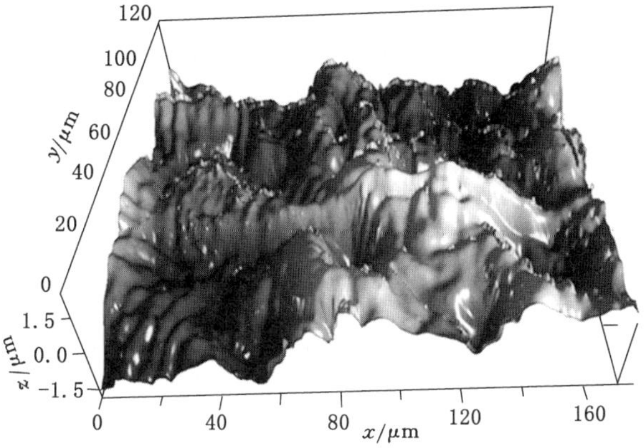

图 1-8　天然关节软骨的表面轮廓

西南交通大学研究者发现:关节软骨在扭动摩擦条件下存在 2 种 T-θ 曲线(椭圆形和平行四边形),分别对应扭动摩擦的部分滑移和完全滑移状态。在扭动摩擦处于部分滑移状态时,软骨表面损伤轻微,主要损伤机理为表面褶皱。在其处于滑移状态时,沿半径方向,磨痕可依次分为黏着区、褶皱区、微裂纹区和剥落区。关节软骨主要损伤机制为表面裂纹与剥落(见图 1-9)。通过模拟膝关节运动的摩擦学试验研究发现:软骨磨损表面的磨痕和破损表面检测有铁元素的存在;表明不锈钢材料在摩擦过程中发生转移,试验后得到的磨粒包括长条形的金属磨粒和圆形的软骨成分磨粒。

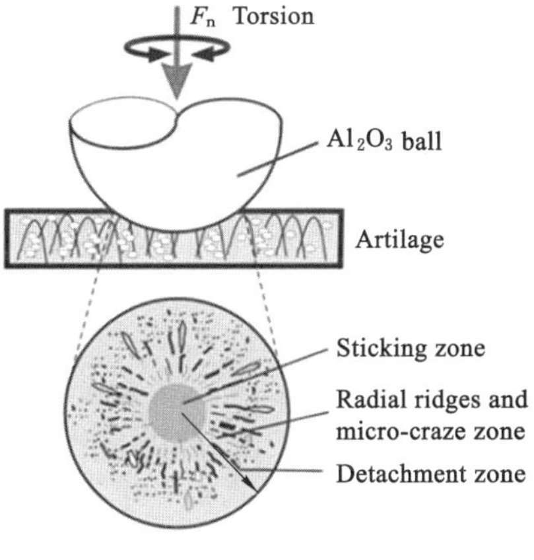

图 1-9　关节软骨扭动摩擦机理

1.2.4　天然关节软骨的有限元模型

唐泽利建立了线性双相混合接触有限元软水合组织模型。科尔卡利用平面应力接触建立了有限元模型,并利用了积分变换求解,但该模型中的非线性(有限变形、材料的各向异性和滑动速度)没有考虑。华纳利用两相多孔弹性有限元模型研究了接触几何尺寸对软骨孔隙水压力和应变分布的影响;其研究结果表明:与非多孔压头相比,多孔圆柱压头产生较小的孔隙压力和更高的压缩应变,因为在非多孔压头表面没有流体流动。费德里科建立了轴对称多孔弹性软骨模型来研究正常关节软骨与骨关节炎关节软骨的流体边界状态;其研究发现:具有骨关节炎的软骨的孔隙压力减小了50%,接触面积增大了30%。大部分摩擦有限元模型主要探讨组织间流体压力在软骨的摩擦特性中的作用。

1.3 仿生关节软骨研究现状

人工关节是模拟人体关节制成的植入性假体,以代替病变或损伤的关节并恢复其功能。人工关节,首先必须满足稳定性、无毒性和良好的生物和组织相容性,即要满足生物力学相容性的要求;其次应满足人工关节与天然组织相适应的力学性能,如压缩弹性模量、应力松弛、蠕变等,并且具有良好的耐磨性。现有的人工关节材料主要有金属材料、陶瓷材料、有机高分子材料和复合材料等。但人工关节长期使用导致的无菌性松动是导致人工关节置换术失败的主要原因。

聚合体凝胶由交联的弹性高分子网络构成,网络间隙填充液体。它是一种介于固体和液体之间的物质。凝胶的网络结构使其具有多孔性,在外力的作用下能够将液体挤出和吸入。正是由于水凝胶具有类似自然关节的三维网络结构,使它具有了一系列特殊的力学性质,如可承受较大形变的能力、生物相容性好、化学性能稳定及良好的可成型性)而广泛应用于关节软骨缺损修复。目前仿生关节软骨用水凝胶类材料主要有:聚乙烯醇水凝胶、透明质酸凝胶、胶原凝胶、藻酸盐凝胶、纤维蛋白凝胶和壳聚糖凝胶等。

1.3.1 仿生关节软骨的制备方法

聚乙烯醇(polyvinyl alcohol,简称 PVA)水凝胶的制备按照交联的方法可分为物理交联、化学交联和辐射交联。

(1) 辐射交联

辐射交联主要是利用高能电离辐射引发聚合物电离与激发,从而产生一些次级反应,进一步引起化学反应,实现高分子间交联网络的形成,将伽马射线、电子束、紫外线等直接辐射 PVA 溶液,使得 PVA 分子间通过产生自由基而交联在一起。

(2) 化学交联

化学交联是采用化学交联剂使得 PVA 分子间发生化学键接而形成凝胶,其交联方式有两种:共价键和配位键。常用的交联剂有硼酸、醛类、环氧氯丙烷以及可以与 PVA 通过配位络合形成凝胶重金属盐等。

(3) 物理交联

物理交联主要是反复冷冻-解冻法和冻结-部分脱水法两种方法。通过氢键作用,微晶区的物理交联点形成物理凝胶。这些交联点随温度等外界条件的变化而变化。传统的化学试剂交联和辐射交联制得的水凝胶虽然强度高,但是含水率低。与化学交联形成的水凝胶相比,通过物理交联所形成的水凝胶加热到一定温度,水凝胶会融溶变成水溶液。

冻结-部分脱水法是将水溶液冷冻后置于真空下脱去10%~20%的水,所得到的水凝胶的性能类似于反复冷冻 解冻法的。反复冷冻-解冻法,是将一定浓度的水溶液在−20 ℃冷冻10~12 h,然后在室温下解冻1~3 h,即形成物理交联的水凝胶。该水凝胶具有良好的弹性和一定的力学强度,常温下能在水中溶胀但不能溶解。将其反复冷冻、解冻几次后可使其一些物理性能和机械性能得到改善。针对冷冻解冻法制备水凝胶形成的机理研究，目前比较成熟的主要有以下两点：① 凝胶化是形成网络的结果，在凝胶化的初始阶段，发生相分离，形成了分子链非聚集区和聚集区；② 凝胶在网络的形成是键间氢键相互作用的结果。

1.3.2　仿生关节软骨力学强度的影响因素

影响仿生关节软骨（水凝胶）力学强度的因素包括聚合物含量、高聚物分子链的柔性、交联浓度及交联方式、网络的均匀性等。通常聚合物含量的提高能够一定程度上对水凝胶的力学强度起到积极的影响，而聚合物含量低的水凝胶往往表现出流体性质。当构成水凝胶网络的分子链为线性且呈中性时，凝胶网络将具有较高的延展性和更好的能量耗散，但这种线性中性的网络结构也会导致凝胶力学强度的大大降低。水凝胶可以通过化学交联方式形成网络，也可以通过物理方式（如氢键、离子键、配位键或其他具有高范德华力的相互作用）实现交联。由于共价键的键能较氢键、离子键等的键能大，破坏化学交联网络所需的外力更大，这使得化学交联水凝胶的力学强度往往大于物理交联水凝胶时。无论是何种交联方式，交联度的提高能在一定程度上使水凝胶的力学强度得到提高。在水凝胶网络的交联过程中不可避免地会出现结构不均一现象。当受到外界作用力时，这种不均一性可使得凝胶内部出现应力集中，导致凝胶结构的快速破坏。例如，当凝胶受到外部的拉力时，其网络内的化学或物理交联点由于应力集中更容易先受到破坏。

天然水凝胶拥有许多软骨细胞的本质属性且通常被与原生细胞过程相关，因此通常用于软骨组织工程。目前常用的软骨修复用天然水凝胶材料有透明质酸、壳聚糖、明胶及海藻酸盐等。

透明质酸水凝胶是最广泛研究的天然水凝胶。透明质酸是一种酸性黏多糖，广泛分布于人体各部位。在机体内，透明质酸涉及许多细胞过程，包括细胞增殖、形态形成、炎症反应以及损伤修复等，拥有许多重要的生理功能。尤为重要的是，透明质酸具有特殊的保水作用，且是软骨形成的重要成分。透明质酸水凝胶能够支持软骨细胞基质沉积和软骨细胞分化。透明质酸水凝胶由于其独特的理化性质和生理功能，已成为一种有前景的生物材料，并在三维细胞培养、组织工程以及再生医学领域得到广泛应用。埃里克森等通过光交联法制备出透明质酸水凝胶，制备出接种牛间充质干细胞的甲基丙烯酸化的透明质酸水凝胶，透明质酸浓度分别为1％、3％和5％；其制备的透明质酸浓度为1％的水凝胶体外培养6周后测得最高的压缩模量和动态模量分别为0.12 MPa和1.10 MPa，其平衡性能水平与天然组织性能水平相当。

壳聚糖是一种天然多糖聚合物，具有来源广泛、无细胞毒性和抗原性、生物相容性及生物可降解性良好等特点，被越来越多地用于软骨组织工程的研究。雷宏宇等用戊二醛交联制备壳聚糖/透明质酸复合水凝胶；其合成的复合水凝胶具有较好的机械强度、弹性及持水性能。米拉赫马迪等通过添加蚕丝纤维到壳聚糖水凝胶中来强化水凝胶的力学性能，分别讨论了脱胶蚕丝纤维和静电纺丝蚕丝纤维对壳聚糖水凝胶力学性能的影响。

明胶是胶原蛋白水解而得。它保留了胶原蛋白的化学结构组成，是由多种氨基酸组成的聚合物，具有优异的生物相容性和降解性，被广泛应用于生物医药、化工等领域。由纯明胶制备的水凝胶易溶解和降解，这极大地限制了其应用范围。所以需对明胶进行改性处理。莫勒等对明胶、透明质酸和海藻酸盐的混合水凝胶进行了研究；他们用甲基丙烯酸酐对这三种物质进行改性;他们发现:由于微观结构上海藻酸盐和明胶分别起到硬段和软段的作用,使得复合水凝胶具有很大的储能模量。杨中民等采用冷冻干燥方法,以1,2-乙基-3-(3-二甲基氨基丙基)-碳化二亚胺(EDC)为交联剂制得明胶/透明质酸(Gel/HA)复合水凝胶;他们研究发现:交联剂的用量和冷冻过程中温度控制是影响复合水凝胶形貌的主要因素,0.1%EDC交联可以使单体的明胶和透明质酸完全交联,因此水凝胶内部较均匀,孔洞较规则;同时他们发现:HA含量及EDC浓度的增加可以有效提高水凝胶的抗压强度。

人工合成水凝胶,具有和人体关节软骨类似的物理特性,有可能作为关节软骨替代物采修复关节软骨的缺损,维持关节功能。由于与人体关节软骨相似的力学性能和良好的生物相容性,人工合成水凝胶也受到了广泛的研究。目前常用的软骨修复用人工合成水凝胶主要有:聚乙烯醇水凝胶、聚乙二醇水凝胶、聚丙烯酸水凝胶和聚丙烯酰胺水凝胶等。

聚乙烯醇水凝胶具有和人体关节软骨类似的多微孔组织,还有大量水,是一种可渗透材料。聚乙烯醇水凝胶因为成型容易、力学特征与天然软骨相似、生物相容性好等特点,受到研究者的广泛关注。通过冷冻-解冻法制备的PVA水凝胶具有优异的性能(如含水量高、机械强度高、无毒和生物相容性等),已吸引了许多研究者的注意。冷冻/解冻法是将一定浓度的PVA水溶液在−20 ℃左右冷冻,再在室温下解冻一定时间,使材料内部形成微晶区作为物理交联点。横山等研究发现:将PVA水凝胶进行冻融(freezing thawing)处理可得到一种高弹性高强度的凝胶;凝胶的性质取决于PVA的分子量、浓度、冻结温度和时间及冻结的循环次数;凝胶的形成是由于PVA分子在低温下结晶,这种结晶作用可使PVA形成类似于物理凝胶网络交联点的微晶。高翰文等通过冷冻-解冻法制备了不同浓度的PVA水凝胶;他们发现:随着PVA浓度增加,网络交联密度增加,凝胶的储能模量增加,PVA水溶液经过冷冻-解冻法技术形成水凝胶需要一个最小的PVA浓度(3.6%)和结晶度(0.07%);他们通过蠕变试验发现:低浓度(5%)的PVA水凝胶结构不完善,而高浓度(25%)的水凝胶的凝胶网络则是强和完整的,这是因为随着PVA浓度增加,凝胶的结晶度、氢键密度增加,同时凝胶中富PVA区的分子链结构变得更致密,内部网络结构发生本质变化。

郑裕东等采用冷冻-解冻法和沉降分散法相结合制备了聚乙烯醇/羟基磷灰石(PVA/HA)复合生物活性水凝胶;他们研究发现:HA微小颗粒包覆在水凝胶中,形成接近纳米尺寸的分散相颗粒,在一定程度上填补了水凝胶基体的不均匀排列和微小空洞及缺陷,得到了比较平整均匀的表面形貌,从而提高了复合水凝胶的力学性能和润滑性能。潘育松等采用原位合成法与冷冻-解冻法制得*n*-HA/PVA复合水凝胶,原位复合法在水凝胶中复合纳米羟基磷灰石颗粒可以在一定程度上提高水凝胶材料的力学强度和润滑性能。冈萨雷斯等通过纳米压痕测试发现PVA水凝胶添加HA增加了水凝胶的弹性模量,使其黏着性降低,这可能是因为HA的存在降低了压头与聚合物之间的接触面积。

莱昂内等采用化学交联法、以三片磷酸钠(STMP)作为交联剂制得PVA水凝胶,通过光谱分析测得水凝胶内发生了交联反应。帕克等采用伽马辐照和退火相结合制备了PVA/PEG复合水凝胶,提高了水凝胶的热和力学性能。利安娜等采用冷冻-解冻法制得PVA/PEO复合水凝胶,研究了聚氧乙烯(PEO)浓度对水凝胶结构的影响;他们研究发现:随着PEO浓度增加,PVA复合水凝胶的结晶度降低,但是微晶尺寸增加。由于PEO的添加增加了 PVA 分子间的距离，从而导致单位体积内氢键数目减少，因此氢键作用减弱，从而结晶度和物理交联度降低，导致网格尺寸增大、储能模量减小。

聚乙二醇(PEG)是一种水溶性聚醚型高分子化合物，具有低毒性、不凝血性以及良好生物相容性等特点。因而由 PEG 制备的水凝胶被广泛应用于医药、组织工程等领域。此外，当 PEG 和其他分子偶合时，其许多优良性质也会随之转移到结合物中。因此，它在医学上的应用受到了广泛的重视。阮等采用辐照交联法制备了 PEG 水凝胶，研究了 PEG 分子量和浓度对 PEG 水凝胶溶胀性能及相关力学性能的影响；他们的研究表明：随着 PEG 分子量的降低和浓度的增加，水凝胶的溶胀比降低、平衡压缩模量增加、渗透系数降低；他们研究发现：PEG 水凝胶的生物力学特性与双相多孔弹性材料的行为一致。特梅诺夫等研究了 PEG 分子量对 PEG 水凝胶的拉伸性能和溶胀性能的影响。沙玛等制得了 PEG 水凝胶，并将其用于软骨修复，且进行了临床试验；患者疼痛得到改善，且在试验研究阶段没有观察到不良现象，说明 PEG 水凝胶可以用于关节软骨修复。克洛辛等通过细胞相容性单体的快速聚合制备出可光降解的 PEG 水凝胶；他们研究发现：光降解水凝胶能够为实现材料性能或化学过程的实时操作提供动态环境，其物理、化学和生物性能可以原位调节。

用于关节软骨修复用的水凝胶有很多，常用的还有聚乙烯吡咯烷酮(PVP)水凝胶、聚丙烯酸水凝胶、聚丙烯酰胺水凝胶等。聚乙烯吡咯烷酮(PVP)水凝胶是一种常见的水凝胶。藿络威等以冷冻-解冻法制得 PVA/PVP 复合水凝胶；他们研究发现：① PVP 与 PVA 两种聚合物网络相互穿透或缠结，可形成互穿聚合物网络；② PVA/PVP 复合水凝胶的拉伸和压缩应力随应变的变化规律呈现出非线性关系，表现出典型的黏弹性。阿瓦达拉等利用 γ 射线照射制得聚乙烯醇(PVA)/聚乙烯吡咯烷酮(PVP)/聚丙烯酸(PAAc)水凝胶，探讨了不同成分、浓度和辐照剂量对复合水凝胶性能的影响；他们研究发现：该水凝胶具有适当的溶胀性能、凝胶度及屈服应力。聚甲基丙烯酸羟乙酯(PHEMA)也是一种常用的水凝胶材料。其含水量适中，无毒且具有良好的生物相容性。博斯腾等采用化学交联法制得 PHEMA 水凝胶，并引入丙烯酸(AA)作为亲水单体，以四甘酸二丙烯酸酯(TEGDA)作为交联剂；利用原子力显微镜进行了纳米压痕及摩擦测试，测得 PHEMA 水凝胶表面形成了分子润滑层，发现其摩擦系数与天然软骨的相似。余啟聪等将聚乙烯醇的高强度、海藻酸钠的高含水率和透明质酸可调节细胞生长的优良特性相结合，以 $CaCl_2$ 作为交联剂制得含水率高、弹性好的聚乙烯醇/海藻酸钙-透明质酸复合水凝胶。斯泰西等制得可生物降解的聚乙二醇(PEG)/透明质酸(HA)水凝胶。

张德坤等采用冷冻-解冻法制得 PVA/silk 复合水凝胶；他们研究发现：蚕丝的加入提高了复合水凝胶的含水率，并对水凝胶的结构起到了一定的改善作用(使其内部孔隙的分布更加均匀)，提高了水凝胶的弹性模量和应力松弛速率。曼达尔等以戊二醛作为交联剂、盐酸作为引发剂采用化学交联法制得了 PVA/silk 复合水凝胶，讨论了添加不同含量的蚕丝对复合水凝胶的溶胀性能及力学性能等方面的影响。郭等采用冷冻-解冻法和乳化发泡法相结合研制出聚乙烯醇(PVA)/明胶(GL)多孔复合水凝胶，改善了明胶力学性能差的缺点，增加 PVA 的细胞亲和性。帕勒等通过聚乙烯醇的羟基与明胶的羧基之间的酯化作用制得了 PVA/GL 复合水凝胶；他们研究发现：该水凝胶具有适当的强度和持水能力。

1.3.3 仿生关节软骨的生物摩擦学研究

针对仿生关节软骨的生物摩擦学研究，国内外研究学者进行了大量的研究。水凝胶人工软骨材料的摩擦磨损性能的影响因素较为复杂，与材料的应用环境、摩擦配副、润滑剂和自身性能等因素有关。

森本等研究了两种不同溶剂制备的 PVA 水凝胶的摩擦特性；这两种 PVA 水凝胶，其一是水和二甲基亚砜（DMSO）混合的水凝胶（PVA-H/DMSO），其二是溶剂只有水的水凝胶（PVA-H/Water）；他们研究发现：PVA-H/DMSO 和 PVA-H/Water 水凝胶两者硬度相当，但是 PVA-H/DMSO 水凝胶的摩擦系数及磨损均高于 PVA-H/Water 水凝胶的。阿道夫等研究了不同羟基磷灰石（HA）含量对 PVA/HA 复合水凝胶摩擦性能的影响；他们研究发现：① HA 含量分别为 0%、3%、7.5%时，HA 含量为 3%的水凝胶摩擦系数最低，HA 含量为 7.5%的最高，这表明水凝胶的摩擦行为主要是液体流过 PVA 基质的结果；② 水凝胶的摩擦性能是其含水量和力学性能共同决定的；③ 一方面提高水凝胶的抗压性能可以降低水凝胶的摩擦系数，另一方面提高含水量可以提高水凝胶的润滑性能，HA 含量为 3%的 PVA/HA 复合水凝胶的摩擦性能最优。

石等采用反复冷冻-解冻法制备了不同 PVA 聚合度和不同聚合物浓度的 PVA/PVP 水凝胶。他们以不锈钢球为摩擦副，采用自制销-盘摩擦试验机测量 PVA/PVP 水凝胶的摩擦系数，考察测试变量 PVA 聚合度、聚合物浓度、润滑条件（干摩擦、生理盐水和小牛血清）、滑动速度、载荷对水凝胶摩擦性能的影响。他们研究发现：该符合水凝胶摩擦系数随 PVA 聚合度的增加而增加；在低载区有液体润滑的情况下其摩擦系数随聚合物浓度增加而降低；加长测试时间时，干摩擦条件下该水凝胶的摩擦系数由于缺乏间隙流体而快速增加，而在有液体润滑的情况下整个摩擦测试期间其摩擦系数基本保持稳定。他们的研究结果表明：两相润滑是 PVA/PVP 水凝胶保持低摩擦系数的主要原因。

凯塔等研究了载荷对 PVA/PVP 复合水凝胶摩擦行为的影响；他们研究发现：在生理滑液润滑条件下，随着载荷的增加，该水凝胶的摩擦系数呈现先增加后下降的趋势，这是由水凝胶的黏弹性和载荷共同作用的。李等研究了 PVA 水凝胶在恒定载荷和循环载荷下的摩擦变化行为；他们研究发现：循环载荷下的摩擦系数显著低于恒定载荷下的摩擦系数，这是由水凝胶的双相结构导致的。

马等研究发现：PVA/PVP 复合水凝胶的摩擦系数随着滑移速度的增加而降低；PVA/PVP 复合水凝胶是一种弹性模量较低的黏弹性材料，在载荷作用下其表面会发生变形。他们的研究表明：在滑移速度较低时，摩擦副在水凝胶表面停留时间较长，水凝胶表面变形较大，使得接触面积和摩擦阻力较大，从而产生较大的摩擦系数；当滑移速度较大时，摩擦副在水凝胶表面停留时间较短，其表面变形速率滞后于滑移速度，这使得其表面变形困难，接触面积相对较小，摩擦系数较低。

裕行等探讨了 316L 不锈钢、钴铬合金、镍钛合金、钛钼锡合金对 PVA 水凝胶摩擦行为的影响。他们的研究表明：316L 不锈钢和 CoCr 合金的摩擦系数高于 NiTi 合金和 TiMoSn 合金的摩擦系数；在湿度测试中，Fe/Cr 合金比 Ti 合金具有更低的极性成分的表面自由能，因此，合金表面成分及表面润湿性对水凝胶的摩擦起重要作用。

石等探究了 PVA-PVP 水凝胶与不锈钢、水凝胶与超高分子聚乙烯、水凝胶与水凝胶之间的摩擦性能；他们的研究表明：PVA/PVP 水凝胶与不锈钢的摩擦系数最低，水凝胶与水凝胶的摩擦系数最高。由于不锈钢是刚性材料，所以其摩擦过程中很难变形；UHMWPE 属于弹性材料；PVA/PVP 水凝胶具有黏弹性和双相特性。摩擦过程中，水凝胶与水凝胶接触会产生较大的变形。根据赫兹接触理论，其引起的摩擦系数最高。

张金凤采用冷冻-解冻和伽马辐照相结合的方法制备了 PVA/PVP 复合水凝胶软骨修复材料（见图 1-10），经伽马辐照后，试样表面韧性增强，试样内部网络结构得到强化，试样耐磨性得到提高；辐照后，摩擦系数呈现一定的上升变化趋势，但在 100 kGy 时，摩擦系数反而较小，摩擦系数随着冷冻解冻循环次数的增加而增加，在小牛血清润滑下的摩擦系数较去离子水和生理盐水中最小。

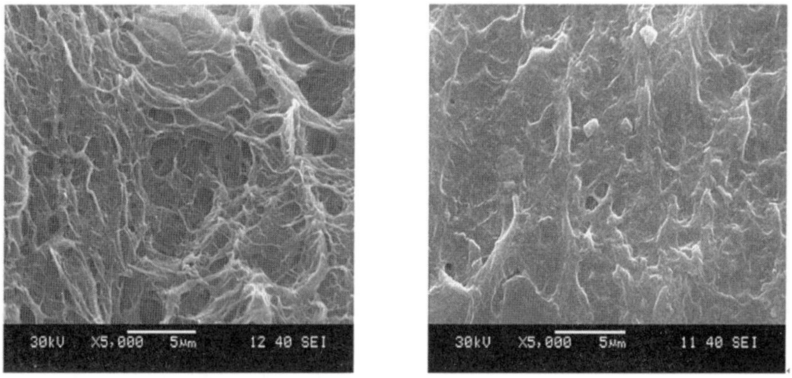

图 1-10 PVA/PVP 符合 水凝胶的微观形貌

马如银采用原位复合的方法在聚乙烯醇（PVA）水溶液中合成晶相纳米轻基磷灰石（n-HA）颗粒，然后经过冷冻解冻和辐照交联相结合的方法制备 n-HA/PVA 水凝胶仿生关节软骨材料。其研究表明：在试样摩擦起始阶段，两相润滑机制起主导作用，试样摩擦系数小；随着载荷作用时间的延长，试样摩擦系数渐渐增大并达到平衡，此时润滑机制转为边界润滑。

吴刚采用原位复合法制备聚乙烯醇水凝胶（PVA-HA），采用模板-滤取法制备多孔超高分子量聚乙烯（UHMWPE）材料，并测定其摩擦磨损性能。其研究表明：在干摩擦条件下，多孔 UHMWPE 和 PVA-HA 的摩擦系数和磨损量均较大；在水润滑和牛血清润滑条件下，两者的摩擦磨损性能均得以改善，且 PVA-HA 具有更低的磨损量。其得到的 Stribeck 曲线表明：仿生 UHMWPE 具有的多孔结构使得在其一定的区域内可以形成混合润滑区域；PVA-HA 具有更好的亲水性能和多孔结构，对应的 Stribeck 曲线谷底较宽，能够形成较宽的混合润滑区域和流体润滑区域，从而降低了接触区域的磨损量。

为了提高水凝胶的摩擦性能，早期国内外研究学者通过有机边界润滑来功能化水凝胶。布鲁姆等研究了有机边界润滑功能化 PVA 水凝胶的摩擦性能。研究表明水凝胶的摩擦系数随着边界润滑浓度的增加而降低。且相比非功能化的 PVA 水凝胶，边界润滑功能化水凝胶的摩擦系数显著降低，最大的降低 70%。这可能是由于烃链的疏水性使得界面水膜的形成而导致的。非功能化 PVA 水凝胶的主要磨损机理是腐蚀磨损。边界润滑功能化 PVA 水凝胶的主要磨损机理是黏着磨损。通过纳米尺度仪器［如原子力显微镜（AFM）］来研究水凝胶的纳米摩擦磨损性能受到了广泛研究。

萨尔迪尼亚等利用 AFM 对 PVA 水凝胶进行纳米尺度摩擦表征，测量含水状态下 PVA 水凝胶的表面形态，对不同接触应力下 PVA 水凝胶的表面粗糙度进行量化分析。

鲍磊对 PAMPS-PAAM 互穿网络凝胶的启动摩擦系数进行了研究。其研究发现：试样启动摩擦系数的主要影响因素为加载时间和接触压力，且加载时间对试样启动摩擦系数的影响大于接触压力的。

张岩采用自由基聚合的方法制备了 PAMPS 水凝胶，测试了其摩擦行为，并利用凝胶摩擦的吸附-排斥模型进行了分析。其研究发现：对于 PAMPS 水凝胶与玻璃排斥体系，当滑动速率较高时，摩擦力随滑动速率增加而增加，摩擦机理为流体动力润滑；当滑动速率较低时，摩擦力随滑动速率增加而有所减少，摩擦过程中表现出混合摩擦的特点（见图 1-11）。

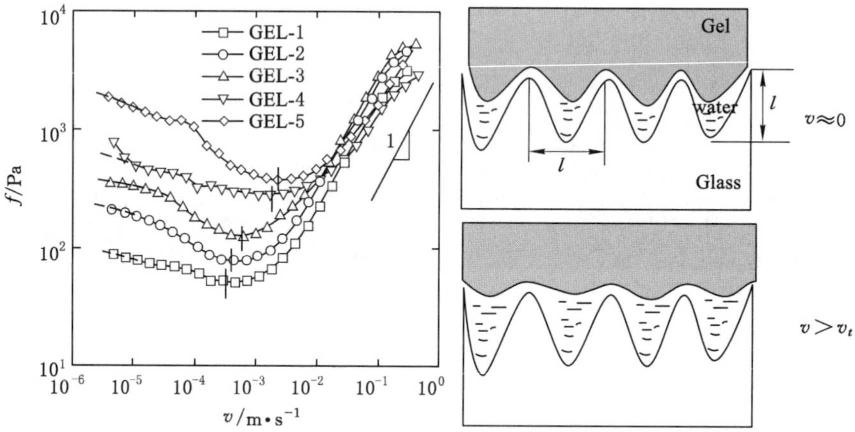

图 1-11　PAMPS 水凝胶与玻璃滑动速率和摩擦力的关系

1.4　仿生关节软骨研究内容与技术路线

1.4.1　研究内容

聚乙烯醇水凝胶（PVA 水凝胶）具有类似天然关节软骨的三维网络结构，具有良好的生物相容性、化学性能稳定及良好生物摩擦学性能，因而被广泛应用于关节软骨缺损修复。但是由于 PVA 水凝胶软骨与骨基底的结合性能差，影响到 PVA 水凝胶的固定和修复功能而限制了 PVA 水凝胶的应用。另外，国内外的研究者对 PVA 水凝胶的动态黏弹性、液体承载机制及在不同运动方式下的摩擦润滑机理研究较少。因此，从材料仿生和功能仿生的角度出发，研制带有仿生关节软骨层的仿生关节软骨结构以及研究仿生关节软骨的力学性能和生物摩擦学性能对临床医学、植入体制造业具有重要的指导意义。

以超高分子量聚乙烯（UHMWPE）、聚乙烯醇（PVA）以及羟基磷灰石（HA）为原材料，利用化学结合法制备出了带有仿生关节软骨层的仿生关节软骨结构，为人工关节假体材料的研发提供理论依据。对仿生关节软骨的基本性能及黏弹特性进行了研究;针对关节在人体中的运动形式(屈伸、内收外展、内外旋及环转),考察了仿生关节软骨的滑动、摆动、扭动摩擦行为;通过建立仿生关节软骨的力学及摩擦学模型,利用有限元分析方法深入分析仿生关节软骨的黏弹特性、液体承载能力及生物摩擦性能,为深入研究仿生关节软骨的润滑机理及损伤机理提供理论基础。

本书主要研究内容为:

(1) 利用化学结合法制备出仿生关节软骨结构。对仿生关节软骨的生物相容性、表面特征、溶胀性能、含水量、渗透系数以及压缩弹性模量进行研究。

(2) 考察 PVA 水凝胶仿生关节软骨及 PVA/HA 复合水凝胶仿生关节软骨的静态黏弹性能(蠕变、应力松弛等)。利用有限元模拟分析这两类仿生关节软骨的蠕变及应力松弛机理,建立这两类仿生关节软骨的蠕变及应力松弛模型,获得了这两类仿生关节软骨的蠕变柔量方程及应力松弛模量方程。

(3) 针对人体关节的动态力学行为,利用动态力学性能测试仪对 PVA 水凝胶仿生关节软骨及 PVA/HA 复合水凝胶仿生关节软骨的动态力学性能进行系统研究,获得这两类仿生关节软骨的储能模量、损耗模量和损耗角。分析这两类仿生关节软骨的动态力学性能变化规律,研究频率、液-固比对这两类仿生关节软骨动态力学行为的影响。

(4) 研究 PVA/HA 复合水凝胶仿生关节软骨在不同接触载荷、接触时间及滑动速度下的启动摩擦行为。利用有限元模拟,探讨这类仿生关节软骨在不同载荷、接触时间、滑动速度下的承载润滑机理,研究两相润滑在这类仿生关节软骨滑动摩擦行为中的作用;利用吸附理论建立滑动速度-摩擦系数、载荷-摩擦系数的关系,深入分析仿生关节软骨的摩擦机理。根据两相润滑理论,建立这类仿生关节软骨滑动摩擦与液体承载能力的关系。

(5) 根据人体运动方式,改造摆动摩擦磨损试验机,考察 PVA/HA 复合水凝胶仿生关节软骨的摆动摩擦行为,研究载荷及摆动角度对这类仿生关节软骨摆动摩擦行为的影响。利用有限元分析方法,建立这类仿生关节软骨的摆动摩擦模型,研究摆动摩擦下这类仿生关节软骨的液体承载机制及润滑机理,获得这类仿生关节软骨摆动摩擦与液体承载能力的关系。

(6) 利用扭动摩擦磨损试验机研究在扭动摩擦条件下 PVA/HA 复合水凝胶仿生关节软骨的接触状态及其转变机制,考察载荷、扭动角度对这类仿生关节软骨扭动摩擦行为的影响。利用有限元分析方法,建立这类仿生关节软骨的扭动摩擦模型,探究扭动摩擦下这类仿生关节软骨的接触力学特征及液体承载机制,建立这类仿生关节软骨扭动摩擦与液体承载能力的关系。

(7) 利用化学结合法制备出带有仿生关节软骨层的仿生关节窝。在髋关节模拟试验机上初步开展仿生关节的生物摩擦学试验,考察仿生关节窝的缓冲能力及摩擦磨损机理。

1.4.2 技术路线

仿生关节软骨研究技术路线如图 1-12 所示。

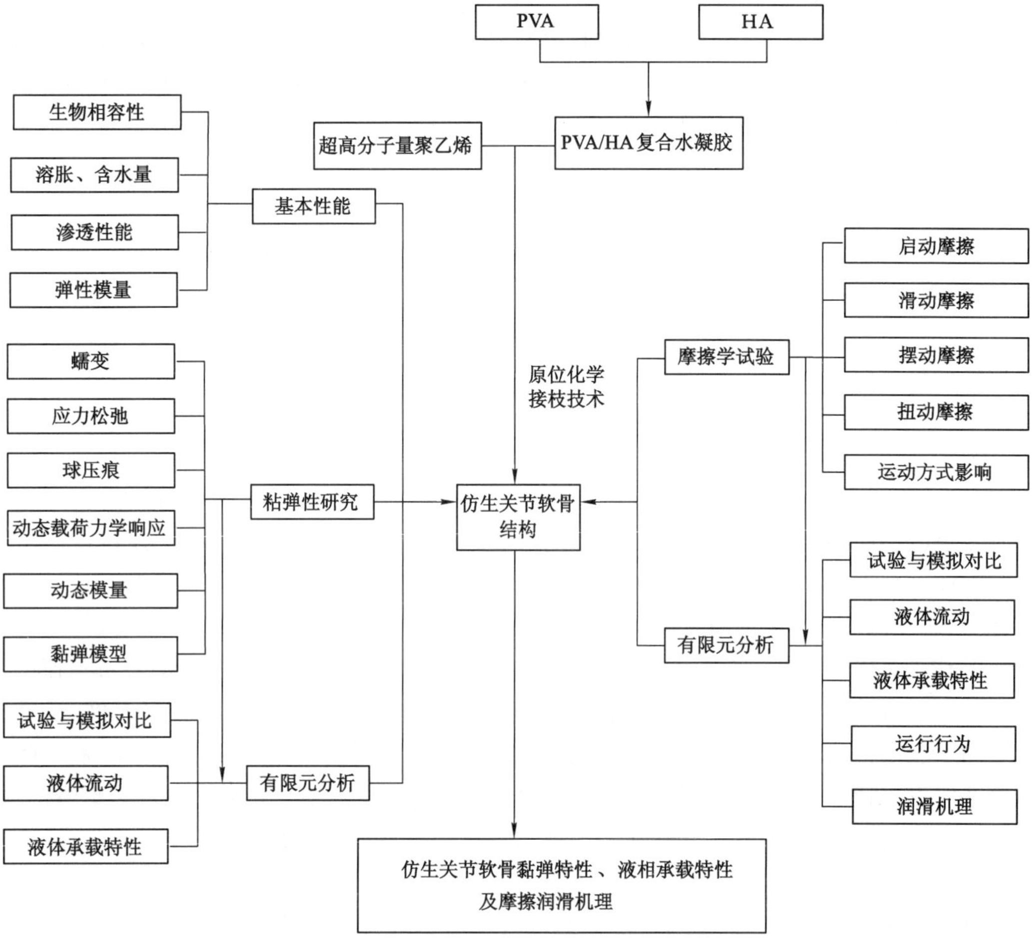

图 1-12　仿生关节软骨研究技术路线

第 2 章　仿生关节软骨制备及表征

2.1　引　　言

天然的关节软骨是一种两相多孔的材料，具有各向异性、非均匀、黏弹性、可渗透等独特的力学性质，能抵抗一定拉力、剪切力、压力及磨损。聚乙烯醇（polyvinyl alcohol，简称PVA）水凝胶具有和关节软骨类似的多微孔组织，并且期含水量可达 80%以上，是一种两相多孔的黏弹性材料，与关节软骨具有相似的力学性能和良好的生物相容性。在作用载荷下，PVC 水凝胶液体可以渗入和挤出，植入人体后能重建平滑的软骨面和减轻磨损，是一种在临床上非常有前途的关节软骨替代材料。基于人体天然关节的骨-软骨-骨配副形式，仿生制造软骨-软骨关节面组合的新型人工关节，是解决人工关节磨损和无菌性松动的最佳选择。将 UHMWPE 设计为基底骨，PVA 水凝胶设计为仿生软骨，利用催化接枝的方法将 UHMWPE 与 PVA 水凝胶结合，以解决人工关节磨损和无菌性松动的问题。本章利用化学结合法制备出仿生关节软骨结构，对仿生关节软骨的生物相容性、表面特征、溶胀性能、含水量、渗透系数以及压缩弹性模量进行研究。

2.2　试验材料与方法

2.2.1　仿生关节软骨制备

图 2-1 示出了仿生关节软骨结构制备过程。按照质量百分比，称取重铬酸钾 20%与浓硫酸 80%置于容器中。将容器置于温度为 70 ℃的恒温水浴锅中，搅拌使重铬酸钾和浓硫酸混合均匀，形成重铬酸氧化溶液。将超高分子量聚乙烯试样浸入 70 ℃重铬酸氧化溶液中进行氧化，保持 10 min。按质量百分比，称取聚乙烯醇颗粒 15%和去离子水 85%（聚乙烯醇颗粒 15%、羟基磷灰石 3%和去离子水 82%）置于容器中。在室温下溶胀 24 h 后，将其置于95 ℃的恒温水浴锅中，溶解聚乙烯醇制备出 PVA 水凝胶与 PVA/HA 复合水凝胶溶液。按质量百分比，称取聚乙烯醇颗粒 7%和去离子水 91.5%置于容器，按上述步骤制备出聚乙烯醇水凝胶溶液。加入 1.5%的浓硫酸作为催化剂搅拌制备出接枝溶液。将清洗后的超高分子量聚乙烯试样浸入装有接枝溶液的容器中，将容器放入 90 ℃的恒温水浴锅中，搅拌，反应 2 h，用 90 ℃的去离子水清洗超高分子量聚乙烯试样上面没有结合的聚乙烯醇。将制备好的质量百分比为聚乙烯醇（15%）/羟基磷灰石（3%）的复合水凝胶加入到超高分子量聚乙烯试样中。使用超声波 10 min 排出其中的气泡，使得 PVA 水凝胶与 PVA/HA 复合水凝胶的厚度为 2 mm。将试样放入温度为－20 ℃的低温存储箱中冷冻 6～10 h。取出试样，用

保鲜膜包裹,置于室温下解冻 2～3 h;之后,再放入低温存储箱中进行冷冻;如此冷冻、解冻 9 次即可制得仿生关节软骨结构。仿生关节软骨试样如图 2-2 所示。

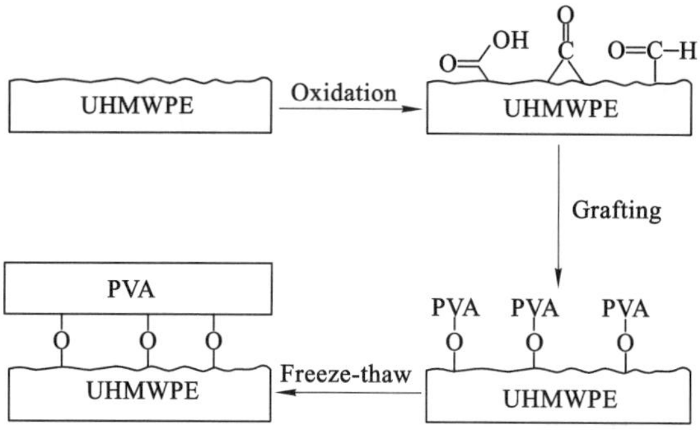

图 2-1　仿生关节软骨结构制备过程

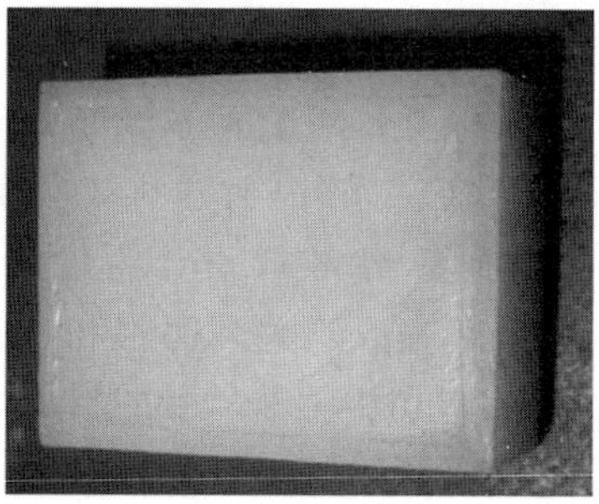

图 2-2　仿生关节软骨试样

2.2.2　生物相容性测试

利用四甲基偶氮唑盐微量酶反应比色法(TT 法)检测仿生关节软骨的体外细胞毒性。MTT 法是用于检测细胞存活、增殖和生长的毒性检测法。仿生关节软骨生物相溶性试验按照 GB/T 16886.6—1997 中二二体外细胞毒性试验标准"进行。

2.2.2.1　细胞培养

从液氮管中取出小鼠成纤维细胞 L929。迅速将其冻存管置于 37 ℃的水浴锅中迅速解冻。冻存管内液体完全溶解后,无菌条件下取出细胞接种到 8～10 mL 完全培养基中(含 90%DMEM 高糖+10%胎牛血清)。将其置 37 ℃的 CO_2 培养箱中培养,细胞长满后,进行传代培养。弃去培养液,用 PBS(不含钙、镁离子)洗 1～2 次,加 1 mL 消化液于培养瓶中,倒放于 37 ℃的培养箱 1～3 min 预热,按 8～10 mL 每瓶补加完全培养基,分到新的培养瓶中。

2.2.2.2　样本处理

MTT 溶液的配制:用 5 mL MTT 溶剂溶解 25 mg MTT,配制成 5 mg/mL 的 MTT 溶液。配制后将其直接－20 ℃避光保存。将 PVA 水凝胶样本、UHMWPE-PVA 水凝胶仿生关节软骨及 UHMWPE-PVA/HA 复合水凝胶仿生关节软骨放入培养基中浸提,置于 37 ℃条件下浸提 24 h。取浸提液 0.22 μm 滤膜过滤灭菌，取无菌浸提液进行 MTT 试验。

2.2.2.3　MTT 检测

调整细胞悬液浓度为 $5\times10^{5}mL^{-1}$，取 90 μL 加于 96 孔板内，置 37 ℃的 5%CO_2温箱培养 12 h。细胞贴壁后，梯度稀释好的溶液分别取 10 μL 加入到培养液中(每个浓度做 4 个重复)，进行细胞培养 24 h。每孔加入 10 μL MTT 溶液，在细胞培养箱内继续孵育 4 h。每孔加入 100 μL 甲瓒溶解液，在细胞培养箱内再继续孵育，直至在普通光学显微镜下观察发现甲瓒全部溶解，通常 37 ℃孵育 4 h，在 570 nm 下测定吸光度。

2.2.3　表面形貌观测

利用 JB-4C 型精密粗糙度仪对 PVA 水凝胶仿生关节软骨及 PVA/HA 复合水凝胶仿生关节软骨表面进行粗糙度测试。测试前，拭去仿生关节软骨表面的水分，评定长度为 4 mm，采样速度为 0.5 mm/s。用 Micro-XAM 超高精度三维形貌扫描仪对试样的表面进行观测，试验前，先拭去仿生关节软骨表面的水分，再置于工作台上进行扫描。单图扫描面积约为 172 μm×128 μm。共扫描 4×4 阵列的区域。相邻两图重叠区域为 20%。由于试样仿生关节软骨在室温空气中比较容易失水变干，因此控制每次的采样时间在 10 min 内。换样间隔内再将仿生关节软骨置于去离子水中使其重新溶胀。

2.2.4　溶胀性能及含水量测量

用称重法测试 PVA 水凝胶仿生关节软骨及 PVA/HA 水凝胶仿生关节软骨的溶胀性。将制备好的仿生关节软骨于 37 ℃下放入干燥皿中干燥至衡重 M；然后分别置于去离子水中，于恒温箱(37 ℃)中长期培养，每隔一定时间取出仿生关节软骨，称重(记作 M_t)；然后再放入上述液体中，此过程反复进行，最后称重试样重量(记作 M_e)。本小节主要考察在不同溶液中仿生关节软骨溶胀性能的变化规律。

不同时间所对应的溶胀比(Q_t)及平衡溶胀比(Q_e)分别按下式计算：

$$Q_t = \frac{M_t}{M} \tag{2-1}$$

$$Q_e = \frac{M_e}{M} \tag{2-2}$$

式中，M_t及M_e分别为不同时间 t 时和溶胀平衡时仿生关节软骨的质量；M 为达到溶胀平衡时仿生关节软骨的质量。

2.2.5　渗透系数测试

仿生关节软骨是一种含水量极高的多孔材料。其变形量的变化主要是由于内部的液体流动变化引起的。而流动的液体势必与仿生关节软骨内的固体基质产生相互作用。渗透系数是用于衡量仿生关节软骨的固体基质对液体流动的阻力参数，反应了仿生关节软骨内部的固相和液相之间的相互作用。基于达西定律，测量仿生关节软骨的渗透系数，以研究其固体基质和液体之间的相互作用。在自制的渗流装置上进行仿生关节软骨渗透系数的测定。仿生关节软骨的渗透系数测试方法如图 2-3 所示。

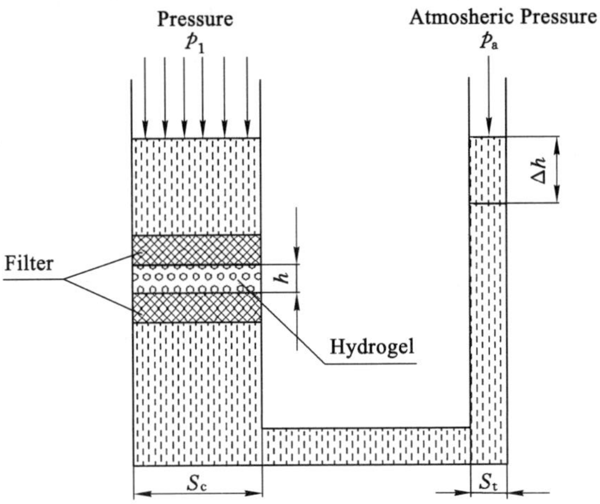

图 2-3　仿生关节软骨渗透系数测量原理

在仿生关节软骨试样的上表面施加压力，致使液体能够流过仿生关节软骨层。借助 U 形管的等压原理，通过仿生关节软骨后的液体能够增加右边的毛细玻璃管液体柱高度，而毛细玻璃管的液体高度变化率，是与通过仿生关节软骨试样的液体速率有直接关系。根据质量守恒定律，单位时间内通过仿生关节软骨试样的液体流量等于毛细玻璃管的液柱高度变化量，则流过试样的体积流量为：

$$V_c = \frac{V_m S_m}{S_c} = \frac{\Delta h}{\Delta t}\frac{S_m}{S_c} \tag{2-3}$$

式中，V_c、V_m分别是仿生关节软骨与毛细玻璃管在液体体积流量；S_c、S_m分别是仿生关节软骨与毛细玻璃管的截面积。

在试验中，仿生关节软骨所受到的压力梯度为：

$$\frac{dp}{dx} = \frac{p_1 - p_a}{h} \tag{2-4}$$

式中，p_1和 p_a分别是试验时施加的外部压强和大气压强。

在一维的流动方向上，满足

$$V_x = \frac{k}{\mu}\frac{dp}{dx} \tag{2-5}$$

$$k = \mu \times \frac{\Delta h}{\Delta t} \times \frac{S_m}{S_c} \times \frac{h}{p_1 - p_a} \tag{2-6}$$

采用 5 mm×1.5 mm 的 PVA 水凝胶仿生软骨及 PVA/HA 水凝胶仿生软骨圆片试样。毛细玻璃管的截面积为 0.785 mm^2，仿生关节软骨的实际流通面积为 6.17 mm^2。试验中采用的压强为 0.5 MPa，外部压强为 0.1 MPa，试验时间为约 500 s。

2.2.6　压缩弹性模量测定

采用圆柱压头测定 PVA 水凝胶仿生关节软骨及 PVA/HA 复合水凝胶仿生关节软骨的压缩弹性模量。仿生关节软骨压缩弹性模量测试装置如图 2-4 所示。在 UMT 多功能微摩擦试验机上，压头尺寸为 8 mm，试验中仿生关节软骨厚度为 2 mm，压头下压位移为仿生关节软骨厚度的 40%，加载速度为 5 mm/min (0.084 mm/s)，采样间隔为 0.02 s。

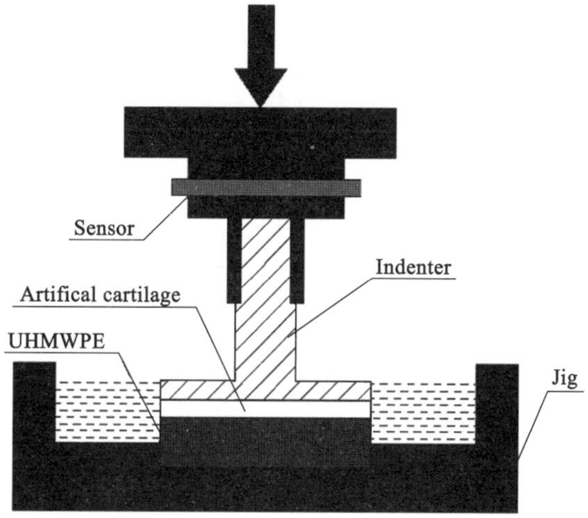

图 2-4　仿生关节软骨压缩弹性模量测量装置

UMT 多功能微摩擦试验机直接采集下压位移和载荷随时间变化的数据。压痕法测压缩弹性模量所关注的是应力随应变的变化关系。根据下压位移和压力的变化选取瞬时冲击的数据段。根据压力随压痕变化，进行线性拟合得到一条直线，求出该直线的斜率。据此由压缩弹性模量的定义式可以求出仿生关节软骨的压缩弹性模量值。其公式为：

$$E = \frac{\sigma}{\varepsilon} = \frac{q \times h}{S \times l} = k \tag{2-7}$$

式中　E——压缩弹性模量，MPa；

σ——应力，MPa；

ε——应变，MPa；

q——作用载荷，N；

h——试样厚度，mm；

S——试样横截面积，mm^2；

l——试样压缩变形，mm；

k——应力-应变曲线斜率。

2.3　仿生关节软骨生物相容性评价

MTT 是一种黄色染料。活细胞线粒体中琥珀酸脱氢酶能够代谢还原 MTT，生成蓝色不溶于水的甲瓒。甲瓒沉积在细胞中。而死细胞无此功能。二甲基亚砜(DMSO)能溶解细胞中的甲瓒。可以用酶联免疫检测仪在 570 nm 波长处测定其光吸收值，以间接反映活细胞数量。根据细胞相对增殖率数值对应出相应的毒性等级，如表 2-1 所示。根据光密度值推测出活细胞的数目，间接反映细胞生长及增殖活性。

表 2-1　　细胞相对增殖率与细胞毒性的分级关系

细胞相对增殖率/%	细胞毒性分级
≥100	0
75～99	1
50～74	2
25～49	3
1～24	4
0	5

注:0～1 级为无明显毒性;2 级为轻微毒性;3 级为有毒性;4～5 级为剧烈毒性。

表 2-2 示出了 PVA 水凝胶、PVA 水凝胶仿生关节软骨及 PVA/HA 复合水凝胶仿生关节软骨的平均吸光值、细胞相对增值率及细胞毒性分级。细胞相对增殖率为试验组的吸光度值与对照组的吸光度值的比。假设对照组的相对增殖率为 100%,PVA 水凝胶、PVA 水凝胶仿生关节软骨及 PVA/HA 复合水凝胶仿生关节软骨的平均细胞相对增值率分别为 98.6%、98.2%及 99.1%。这说明 PVA 水凝胶、PVA 水凝胶仿生关节软骨及 PVA/HA 复合水凝胶仿生关节软骨的细胞毒性反应均为 1 级,符合生物材料的医用标准。根据表 2-2 所示结果可以看出:HA 的加入增强了仿生关节软骨的生物活性,使细胞相对增殖率增加,使仿生关节软骨的生物相容性增强。

表 2-2　　仿生关节软骨的平均吸光值、细胞相对增值率及细胞毒性分级

组别	平均吸光值	细胞相对增殖率/%	细胞毒性分级
PVA 水凝胶	0.215±0.003	98.6	1
PVA 仿生关节软骨	0.214±0.002	98.2	1
PVA/HA 仿生关节软骨	0.216±0.002	99.1	1
对照组	0.218±0.001	100	0

注:细胞相对增殖率=试验组/对照组×100%。

2.4 仿生关节软骨表面形貌特征分析

图 2-5 示出了仿生关节软骨表面和天然关节软骨的表面轮廓支承长度率 R_{mr} 曲线。从 R_{mr} 曲线中可以看出:仿生关节软骨表面的轮廓支承长度率与天然关节软骨表面的轮廓支承长度率类似。计算轮廓面积时波谷的数值占绝大多数,因此可以推断仿生关节软骨表面与天然关节软骨表面的凸峰数目并不多,其表面以微小的凹坑为主。

对仿生关节软骨、天然关节软骨表面粗糙度进行测试。仿生关节软骨表面和天然关节软骨表面的粗糙度如图 2-6 所示。PVA 仿生关节软骨及 PVA/HA 仿生关节软骨的粗糙度(R_a)分别约为 1.12 μm、1.63 μm,天然关节软骨表面粗糙度(R_a)约为 0.46 μm。仿生关节软骨的粗糙度比天然关节软骨的大,但基本相接近。

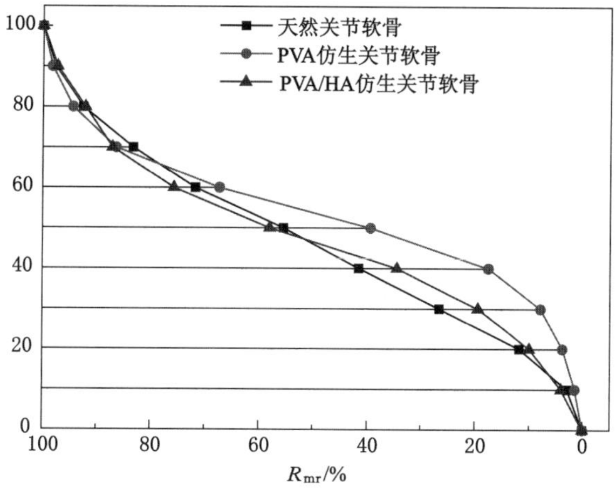

图 2-5　仿生关节软骨和天然关节软骨的表面轮廓支承长度率曲线

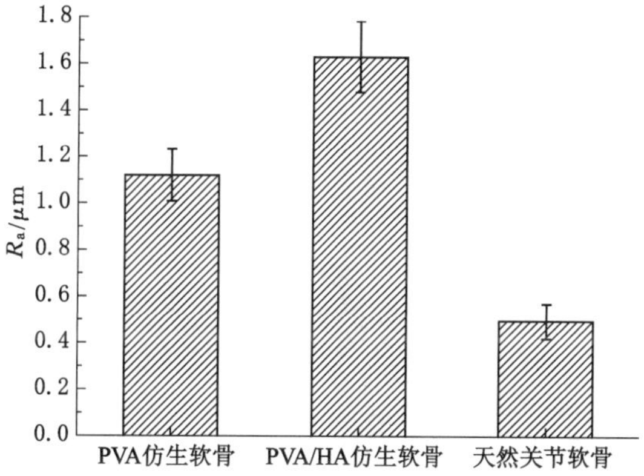

图 2-6　仿生关节软骨和天然关节软骨的表面粗糙度

图 2-7 示出了 PVA 水凝胶仿生关节软骨、PVA/HA 复合水凝胶仿生关节软骨及天然关节软骨的三维形貌。通过测量它们的表面图形的水平和垂直方向所在的表面轮廓可知：① PVA 水凝胶仿生关节软骨，在水平方向上表面轮廓的波峰最大为 1.32 μm、波谷深度较大为－2.93 μm；在表面垂直方向上，波峰最大为 1.71 μm、波谷深度最大为－2.41 μm。② PVA/HA 复合水凝胶仿生关节软骨，在水平方向上表面轮廓的波峰最大为 1.53 μm、波谷深度较大为－3.23 μm；在表面垂直方向上，波峰最大为 1.84 μm、波谷深度最大为－2.62 μm。③ 天然关节软骨，在水平方向上，表面有比较严重粗糙的表面，较大的波峰为 1.18 μm、较大的波谷深度为－1.46 μm；在垂直方向上，表面有相对平缓的变化趋势，较大的波峰为 0.39 μm、较大的波谷深度为－1.69 μm。仿生关节软骨与天然关节软骨有相似的表面轮廓，且具有不规则的特征。在仿生关节软骨和天然关节软骨各自与硬体的接触中，软骨表面的凹处易储存少量的液体，在加载或者滑动中起着易承受载荷或者降低摩擦的作用，致使仿生关节软骨和天然关节软骨一直处于低摩擦的健康状态。

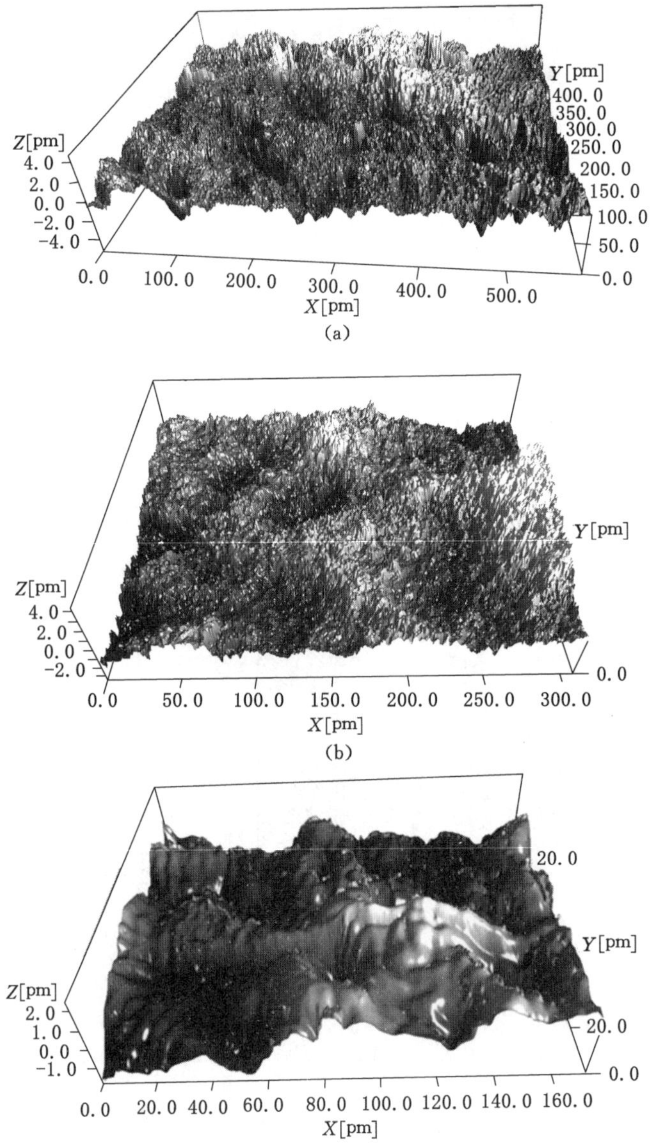

图 2-7　仿生关节软骨和天然关节软骨三维形貌

(a) PVA 水凝胶仿生关节软骨；(b) PVA/HA 复合水凝胶仿生关节软骨；

(c) 天然关节软骨

2.5　仿生关节软骨溶胀性能测试及含水量测定

2.5.1　溶胀性能测试

图 2-8 示出了两种仿生关节软骨(PVA 水凝胶仿生关节软骨和 PVA/HA 复合水凝胶仿生关节软骨)的溶胀曲线。从图 2-8 中可以看出：在溶胀初始，仿生关节软骨的溶胀比迅

速增加；随着时间增加，仿生关节软骨溶胀比增加趋势减缓，最终达到平衡状态。在相同的时间下，PVA 水凝胶仿生关节软骨的溶胀比大于 PVA/HA 复合水凝胶仿生关节软骨的，这是由于 PVA/HA 复合水凝胶仿生关节软骨内部存在着 HA。在 PVA 水凝胶网络孔道中，HA 将会阻碍水分子向网络孔道中渗透；同时，HA 与 PVA 形成氢键，将使得仿生关节软骨网络孔道更加致密，最终导致其溶胀比的降低。

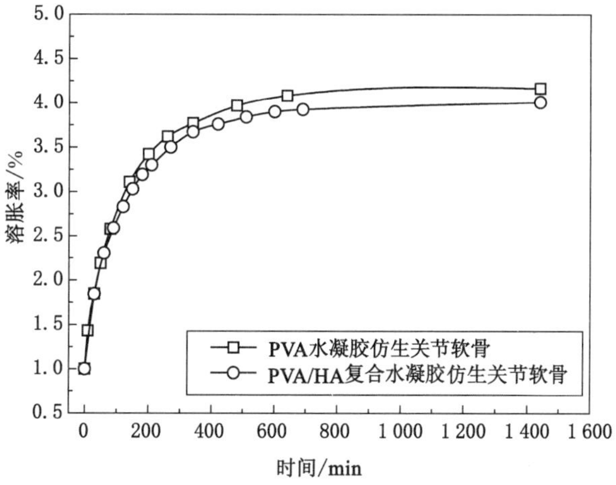

图 2-8　仿生关节软骨的溶胀曲线

2.5.2　含水量测定

图 2-9 示出了两种仿生关节软骨（PVA 水凝胶仿生关节软骨和 PVA/HA 复合水凝胶仿生关节软骨）的含水量。PVA 水凝胶仿生关节软骨的含水量达到 84%，而 PVA/HA 复合水凝胶仿生关节软骨的含水量为 80%。这说明加入 HA 后水凝胶的含水量有所降低。导致这种现象的原因有两个。第一个原因是由于 PVA/HA 复合水凝胶仿生关节软骨中 HA 占有一定的质量比，因此利用冷冻-解冻法制备成的水凝胶的含水量会降低；第二个原因是由于 PVA 与 HA 形成氢键，内部分子结合紧密，使得部分水被挤出。

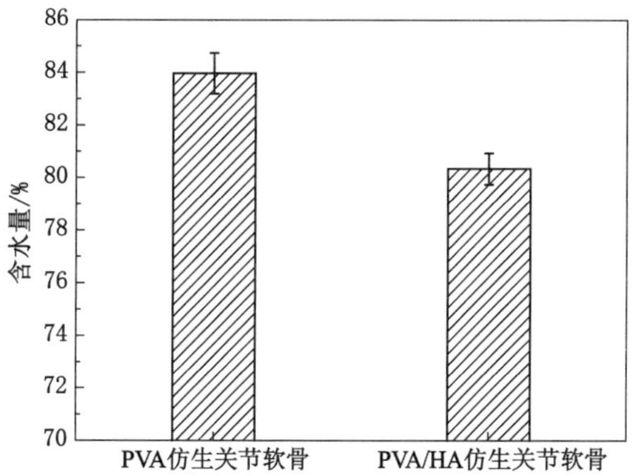

图 2-9　仿生关节软骨含水量

2.6 仿生关节软骨渗透系数分析

表 2-3 示出了仿生关节软骨和天然关节软骨的渗透系数。由表 2-3 所示的结果得出：PVA 水凝胶仿生关节软骨、PVA/HA 复合水凝胶仿生关节软骨与天然关节软骨的渗透系数分别为 $4.11\times10^{-15}\ m^4N^{-1}s^{-1}$、$1.59\times10^{-15}\ m^4N^{-1}s^{-1}$、$0.65\times10^{-15}\ m^4N^{-1}s^{-1}$。PVA/HA 复合水凝胶仿生关节软骨的渗透系数比 PVA 水凝胶仿生关节软骨的低了 2.6 倍。这是由于 HA 的加入堵塞了 PVA 网络孔道，改变了 PVA 内部的网络结构，使得水凝胶内部的液体流动受阻，进而导致 PVA/HA 复合水凝胶仿生关节软骨的渗透系数比 PVA 水凝胶仿生关节软骨的低。天然关节软骨的渗透系数比水凝胶仿生关节软骨的渗透系数小了一个数量级。这是由于天然关节软骨的特殊组成结构。天然关节软骨内的固体基质主要是由胶原纤维和蛋白多糖组成。天然关节软骨内的微孔是由胶原纤维与蛋白多糖的紧密缠绕而产生，而该孔的有效孔径为纳米级。并且天然关节软骨根据细胞和基质的形态变化分为四层(浅表层、中层、深层和钙化层)，每层的组成结构以及含水量有较大区别。这些原因造成天然关节软骨渗透系数非常低。

表 2-3　仿生关节软骨和天然关节软骨的渗透系数

材料	渗透系数/($10^{-15}\ m^4N^{-1}s^{-1}$)
PVA 水凝胶仿生关节软骨	4.11
PVA/HA 复合水凝胶仿生关节软骨	1.59
天然关节软骨	0.65

2.7 仿生关节软骨压缩弹性模量测定

图 2-10 示出了 PVA 水凝胶仿生关节软骨、PVA/HA 复合水凝胶仿生关节软骨的压缩应力-应变曲线。从图 2-10 中可以看出：仿生关节软骨的压缩应力随应变的变化呈现出典型的非线性关系。这种典型的黏弹性行为与天然关节软骨的压缩应力-应变规律相似。当其作为关节软骨修复材料应用时，该特性尤为重要。仿生关节软骨的这种典型黏弹性力学特性主要是与其自身结构有关。首先在应力作用的初始阶段，仿生关节软骨材料各分子链均处于松弛状态；当受到较小作用力时，各分子链沿着力的作用方向发生取向，使得高分子网络发生变形。在此过程中应力的作用仅用于分子链发生取向，因此较小的应力就可以产生较大应变。随着应力的增加，分子链取向逐步一致，使材料硬度提高。材料单位应变所需要的应力逐步增大。因此本书将应变为 0 到 0.1 之间的部分视作弹性变形。在该部分，计算得变形曲线斜率 k，进而得到压缩弹性模量 E。

表 2-4 示出了根据弹性变形曲线斜率计算得的 PVA 水凝胶仿生关节软骨、PVA/HA 复合水凝胶仿生关节软骨的压缩弹性模量。从表 2-4 中可以看出：PVA/HA 复合水凝胶仿生关节软骨的压缩弹性模量大于 PVA 水凝胶仿生关节软骨的，PVA/HA 复合水凝胶仿生关节软骨抵抗变形的能力较后者强。水凝胶是一种半晶态材料。通过反复冷冻-解冻法制

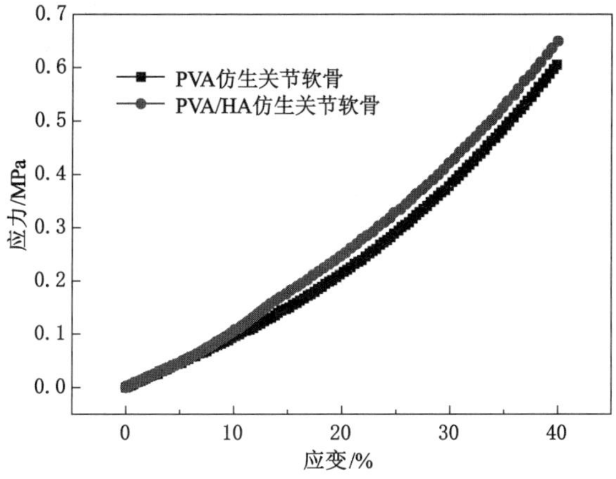

图 2-10　仿生关节软骨的压缩应力-应变曲线

得的凝胶复合材料主要是通过氢键和微晶区(即物理交联点),形成三维网络。由于 HA 具有羟基,所有 HA 加在水凝胶中使物理交联点增多、分子链间作用增强、网络结构更紧密。单位体积内的网络间隙减少,空穴结构尺寸也同时减少,分子链之间的交联度增加,水凝胶内部的交联网络结构趋于完善。因此,PVA 分子链间结合更紧密,结晶度增大,压缩弹性模量变大。

表 2-4　　仿生关节软骨和天然关节软骨的压缩弹性模量

参数	PVA 仿生关节软骨	PVA/HA 仿生关节软骨	天然关节软骨
压缩弹性模量 E/MPa	0.83±0.17	1.07±0.25	1.41±0.39

在低应变条件下,仿生关节软骨具有较小弹性模量。随着仿生关节软骨变形的增大,其弹性模量越来越大. 在高应力作用条件下,仿生关节软骨具有良好的抵抗外力的能力。仿生关节软骨是一种固液两相材料。在低应力水平下,仿生关节软骨具有良好的变形能力;在高应力水平下,仿生关节软骨又具有优良的抵抗外力的能力。这与天然关节软骨的不同应力水平的反应能力相似。

2.8　本 章 小 结

通过以上分析和研究,本章主要得出以下结论。

(1) MTT 生物相容性试验表明:① PVA 水凝胶、PVA 水凝胶仿生关节软骨及 PVA/HA 复合水凝胶仿生关节软骨的细胞毒性反应均为 1 级。② 水凝胶与 UHMWPE 化学结合后的仿生关节无细胞毒性作用,符合生物材料的医用标准。③ HA 的加入增强了仿生关节软骨的生物相容性。

(2) 仿生关节软骨与天然关节软骨有相似的表面轮廓,具有不规则的特征。它们表面的凹处易储存液体,在加载或者滑动中起着易承受载荷或者降低摩擦的作用。这导致仿生关节软骨与天然关节软骨一直处于低摩擦的健康状态。

(3) PVA/HA 复合水凝胶仿生关节软骨的内部存在 HA。在 PVA 水凝胶网络孔道中，HA 将会阻碍水分子向网络孔道中渗透；同时，HA 与 PVA 形成氢键，将使得 PVA 水凝胶网络孔道更加致密。这最终导致 PVA/HA 复合水凝胶仿生关节软骨的溶胀比、含水量、渗透系数低于 PVA 水凝胶仿生关节软骨的。

(4) 仿生关节软骨的压缩应力-应变曲线呈现出非线性关系。PVA 水凝胶仿生关节软骨及 PVA/HA 复合水凝胶仿生关节软骨的压缩弹性模量分别为 0.832 MPa、1.07 MPa。两种仿生关节软骨的力学性能都与天然关节软骨的力学性能相似。两种仿生关节软骨是一种优良的人工关节软骨修复材料。

第 3 章　仿生关节软骨黏弹性能研究

3.1 引　　言

仿生关节软骨材料(水凝胶)是一种多孔两相材料，与人体的关节软骨材料相同。其液相可以在仿生关节软骨表面及内部渗入和渗出，起到液体承载的作用。并且与天然软骨相同的是仿生关节软骨材料的基本力学性能也具有时间相关性。这种特性是力学行为上所说的“黏弹性”。本章主要研究仿生关节软骨材料(PVA 水凝胶仿生关节软骨、PVA/HA 复合水凝胶仿生关节软骨)的静态黏弹性(蠕变、应力松弛等)和动态黏弹性，利用有限元模拟分析验证仿生关节软骨的蠕变及应力松弛机理，并且建立仿生关节软骨的蠕变及应力松弛模型，获得仿生关节软骨的蠕变模量及应力松弛模量。

关节的动态力学行为分析是指关节软骨在交变应力(交变应变)作用下做出的力学响应。人体在正常运动(行走、跳跃和快跑等)时，不同运动状态下关节软骨所承受的载荷通常随时间的变化而改变，关节会受到周期性的应力作用。在每一周期内关节软骨所受的应力也会随运动状态的不同而不同。因此，研究仿生关节软骨的动态力学性能对其在软骨修复中的应用至关重要。利用动态力学性能测试仪对仿生关节软骨材料(PVA 水凝胶仿生关节软骨、PVA/HA 复合水凝胶仿生关节软骨)的动态力学性能进行系统研究，分析仿生关节软骨材料的动态力学性能参数(储能模量、损耗模量和损耗角)的变化规律，考察频率、液固比对仿生关节软骨材料动态力学性能的影响。

3.2 试验材料与方法

3.2.1 仿生关节软骨制备

仿生关节软骨的制备方法与第 2.2.1 节的相同。

3.2.2 仿生关节软骨蠕变试验

蠕变是在一定温度和应力时，黏弹性材料的变形随时间逐渐增加的一种现象。它是指在恒温、恒负荷条件下，高分子材料的形变随时间逐渐增大的一种力学行为。材料的蠕变程度反映了材料的尺寸稳定性。用高分子制作的机械零件，总是希望零件能在一定负荷下长期使用而不改变形状。因此研究仿生关节软骨的蠕变现象具有重要的实际意义。仿生关节软骨蠕变试验装置如图 3-1 所示。先将仿生关节软骨放置在去离子水中溶胀 24 h 至饱和。将仿生关节软骨试样固定于下压板的中心位置上。在下压板模具中注入适量去离子水。通过调整压头使上压头与试样接触，将此时的位置记为位移0点。在软件中将试验参数设置为：载荷为10 N。启动试验机，以载荷控制方式达到试验预定的负荷，保压时间为30 min；然后卸载使试样回复，卸载速率为2 mm/s，回复时间为30 min。用LK-G系列CCD激光位移传感器记录试样位移随时间的变化曲线。

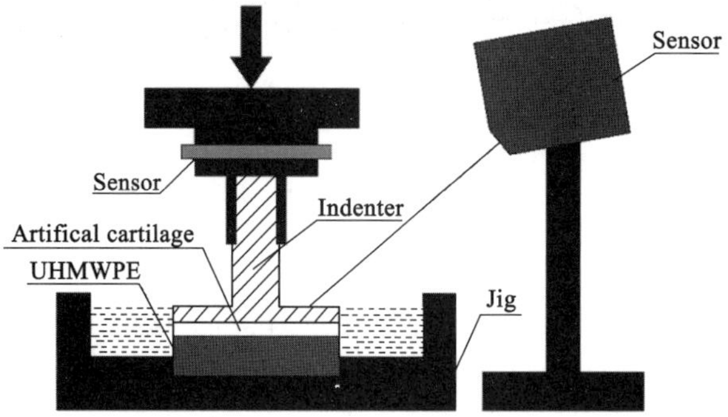

图3-1　仿生关节软骨蠕变试验装置

3.2.2　仿生关节软骨应力松弛试验

在 $t=0$ 时刻施加恒定应变 ε_0。若材料的应力从某个值随时间逐渐减小，这种现象称为应力松弛。不同材料或同种材料在不同条件下产生不同程度的应力松弛响应。应力松弛的变化过程为初始的应力衰减很快，随后逐渐降低并趋于某一恒定值。应力松弛模量是在一定时间 t 后，瞬时应力与应变之比，表示为 E_t。在小应变范围内，应力松弛模量通常为常数，但其具有时间依赖性。产生应力松弛的原因是：变形时，材料内的应力因分子链结构的各向异性而有一个由不均匀分布到均匀分布的演变过程。这个过程是通过分子链的变形、移动、重排而实现的，需要一定的时间。由于材料黏度大，所以这个过程可能较长。对于未交联高分子，分子链通过移动、重排，可将其中应力一直衰减至零。对于交联高分子，因分子链形成网络，不能任意移动，最后应力只能衰减到与网络变形相应的平衡值。

归一化松弛模量函数 G_t 可用下式表示：

$$G_t = E_t/E_0 = \frac{\sigma_t/\varepsilon_0}{\sigma_0/\varepsilon_0} = \sigma_t/\sigma_0 \tag{3-1}$$

式中　E_t——松弛模量；

E_0——初始松弛模量；

σ_0——松弛时间 $t=0$ 时的初始应力值；

σ_t——松弛时间为 t 时的松弛应力；

ε_0——松弛过程中的恒定应变。

依据国家标准GB 1685—2008测量仿生关节软骨试样的应力松弛特性。图3-2为仿生关节软骨应力松弛测试示意图。该试验在UMT-Ⅱ型多功能微摩擦试验机上完成。试验过程中先对试样加压，压缩到一定位移后，然后保压，并采集记录试样所受到的载荷，持续时间为15 min。试验中，压头尺寸为8 mm，试样厚度为2 mm，试样压缩位移为试样厚度的1/4，加载速度为5 mm/min，采样间隔为0.02 s。

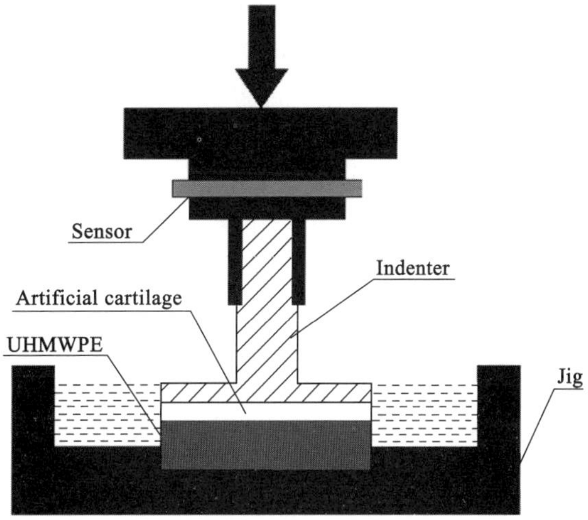

图 3-2　仿生关节软骨应力松弛测试示意图

3.2.3　仿生关节软骨球压痕试验及有限元模型

PVA/HA 复合水凝胶仿生关节软骨球压痕蠕变试验装置如图 3-3 所示。首先，将 PVA/HA 复合水凝胶仿生关节软骨放置在去离子水中溶胀 24 h 至饱和；然后，通过调整钴铬钼合金球形压头使上压头与试样接触，将此时的位置记为位移 0 点。试验参数设置：钴铬钼合金球压头直径为 28 mm，载荷分别为 10 N、20 N；启动试验机，以载荷控制方式达到试验预定的负荷，保压时间为 60 min。

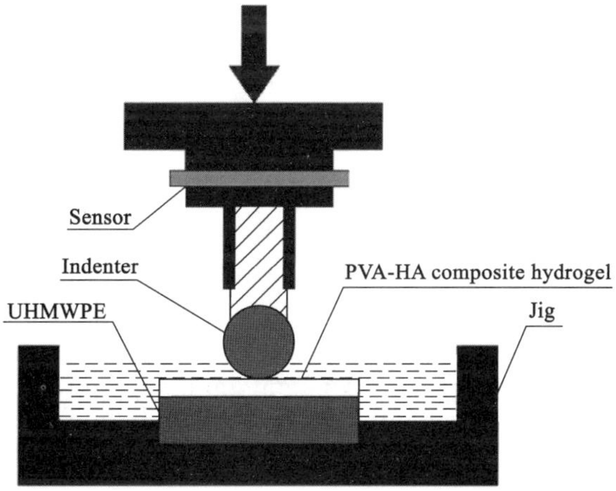

图 3-3　仿生关节软骨球压痕蠕变试验装置

PVA/HA 复合水凝胶仿生关节软骨的球压痕应力松弛试验原理如图 3-3 所示。首先，先将 PVA/HA 复合水凝胶仿生关节软骨放置在去离子水中溶胀 24 h 至饱和。然后，通过调整钴铬钼合金球形压头使上压头与试样接触，将此时的位置记为位移 0 点。试验参数设置：钴铬钼合金球压头直径为 28 mm，试样压缩位移为 0.2 mm、0.4 mm、0.6 mm、0.8 mm，加载速度为 5 mm/min，采样间隔为 0.02 s，持续时间分别为 30 min。PVA/HA 复合水凝胶仿生关节软骨的压痕应力松弛加载曲线如图 3-4 所示。

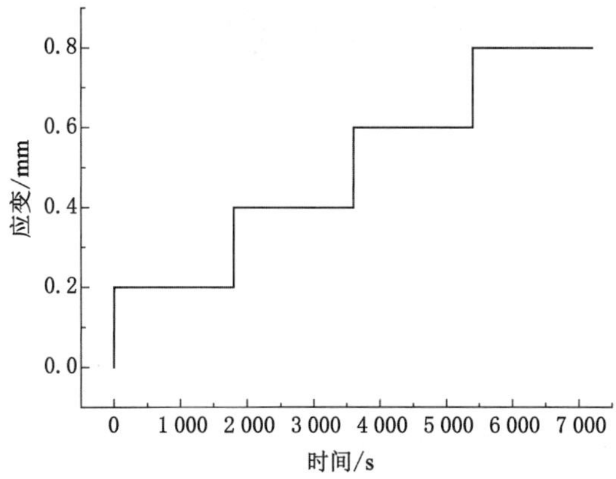

图 3-4　仿生关节软骨的压痕应力松弛加载曲线

根据 PVA/HA 复合水凝胶仿生关节软骨与钴铬钼合金球的尺寸，建立钴铬钼合金球与 PVA/HA 复合水凝胶仿生关节软骨的球压痕模型。PVA/HA 复合水凝胶仿生关节软骨的厚度为 2 mm，超高分子量聚乙烯的厚度为 3 mm，钴铬钼合金球直径为 28 mm。将钴铬钼合金球设为 Analytical rigid。采用均匀网格划分方法对 PVA/HA 复合水凝胶仿生关节软骨划分网格。PVA/HA 复合水凝胶仿生关节软骨划分为 800(8×100)个 4 节点双线性位移、双线性孔隙压力缩减积分轴对称实体单元(CAX4RP)。PVA/HA 复合水凝胶仿生关节软骨基体分为 400(4×100)个 4 节点双线性位移减缩积分轴对称实体单元(CAX4R)。得到钴铬钼合金球与 PVA/HA 复合水凝胶仿生关节软骨的压痕有限元模型见图 3-5。

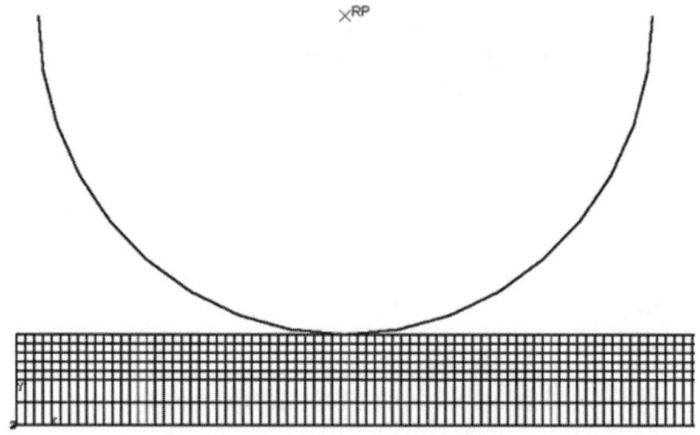

图 3-5　仿生关节软骨压痕有限元模型

两相模拟中应用 SOILS 分析方法研究孔隙压力与应力。模拟分析中，将钴铬钼合金球表面设定为主平面，将 PVA/HA 复合水凝胶仿生关节软骨设定为次平面。在模型中，满足

$$k = \gamma K'$$

式中，K'是双相模型中定义的渗透系数；$\gamma = 9.881 \times 10^{-6}\ \mathrm{N \cdot mm^{-3}}$ (specific weight of water)。

液体的渗透系数具有应变依赖性，影响液体的流动。PVA/HA 复合水凝胶仿生关节软骨的构造发生变化，就会引起其内部孔隙的变化。可以利用材料的渗透系数与孔隙率的关系定义 PVA/HA 复合水凝胶仿生关节软骨的材料属性。其公式为：

$$k = k_0 \left(\frac{1+e}{1+e_0}\right)^{\psi} \tag{3-2}$$

式中　k_0——初始渗透系数；

e_0——初始孔隙比；

ψ——k-e 的关系参数(～4.638)。

利用 * FLOW 子程序定义仿生关节软骨表面的边界状态，液体只允许在接触表面区域外渗入/流出。

$$k_s = 1\ \text{mm}^3/(\text{N} \cdot \text{s})(\text{fluid flow}) \tag{3-3}$$

$$k_s = 0\ \text{mm}^3/(\text{N} \cdot \text{s})(\text{no fluid flow}) \tag{3-4}$$

表 3-1 示出了 PVA/HA 复合水凝胶仿生关节软骨的力学性能参数。其结果表明：PVA/HA 复合水凝胶仿生关节软骨的弹性模量为 1.07 MPa、孔隙比为 4.56(含水量为 82%)。PVA/HA 复合水凝胶仿生关节软骨的泊松比设为 0.45，PVA/HA 复合水凝胶仿生关节软骨渗透系数约为 $2.8\times10^{-15}\ \text{m}^4/(\text{N}\cdot\text{s})$。超高分子量聚乙烯的弹性模量和泊松比分别是 1 258 MPa 和 0.2。

表 3-1　PVA/HA 复合水凝胶仿生关节软骨的力学性能参数

参数	数值
弹性模量/MPa	1.07
泊松比	0.45
孔隙比	4.56
初始渗流系数/(mm/s)	2.8×10^{-7}

PVA/HA 复合水凝胶仿生关节软骨球压痕蠕变模型的边界条件设置如下：PVA/HA 复合水凝胶仿生关节软骨底面的水平位移、竖直位移、转动位移为 0，球形压头转动位移为 0，PVA/HA 复合水凝胶层周边区域的孔隙压力设为 0，选用的载荷分别为 10 N、20 N。

PVA/HA 复合水凝胶仿生关节软骨球压痕应力松弛模型的边界条件设置如下：PVA/HA 复合水凝胶仿生关节软骨底面的水平位移、竖直位移、转动位移为 0，球形压头转动位移为 0，PVA/HA 复合水凝胶层周边区域的孔隙压力设为 0，球形压头下压深度分别为 0.2 mm、0.4 mm、0.6 mm、0.8 mm。

3.2.4　仿生关节软骨的动态黏弹性

利用动态力学热分析仪，采用压缩模式研究 PVA 水凝胶仿生关节软骨及 PVA/HA 复合水凝胶仿生关节软骨的黏弹性特性。在 DMA 测试中，一个正弦的压缩应变(或力)作用在仿生关节软骨材料上时将产生一个响应的压缩应力(或应变)。应变 ε 的方程可以表示为：

$$\varepsilon = \varepsilon_0 \sin \omega t \tag{3-5}$$

相对应的应力可表示为：

$$\sigma = \sigma_0 \sin(\omega t + \delta) \tag{3-6}$$

式中，ω 为频率，σ_0 和 ε_0 分别为应力和应变的幅值。应力与应变之间有一相位差 δ（即损耗角）。

定义储能模量（E'）、损耗模量（E''）和损耗因子（$\tan \delta$）如下：

$$E' = (\sigma_0/\varepsilon_0)\cos \delta \tag{3-7}$$

$$E'' = (\sigma_0/\varepsilon_0)\sin \delta \tag{3-8}$$

$$\tan \delta = \frac{\sin \delta}{\cos \delta} = \frac{E''}{E'} \tag{3-9}$$

储能模量反映材料储存能量的能力和硬度；损耗模量反映材料以热的形式损耗能量的能力；损耗因子主要反映材料的阻尼特性。

将仿生关节软骨试样制成 10 mm×10 mm×6 mm 的方块状。把其置于去离子水或溶液中静置一天，以消除具内应力。分别对仿生关节软骨试样进行频率和应变扫描。试验温度设置为 37 ℃；频率扫描时的应变分别设置为 5%、10%、15%，扫描频率从 0.1 Hz 增加到 10 Hz；应变扫描时的频率分别设置为 1 Hz、5 Hz、10 Hz，扫描应变从 0.01%增加到 15%。通过试验得到仿生关节软骨试样动态模量-频率及动态模量-应变扫描图。

3.3 仿生关节软骨蠕变特征分析

图 3-6 示出了仿生关节软骨的蠕变和蠕变回复曲线。由图 3-6 可以看出：蠕变曲线主要包括以下四部分。① 瞬时弹性形变 L_1。该变形为普通弹性形变，服从胡克定律；是由水凝胶内分子链中键长、键角等形变引起的。② 推迟弹性形变 L_2，也称蠕变。该形变随时间延长而发展。蠕变是水凝胶内大分子间的黏性阻力使形变和应力不能立即建立平衡，而须推迟一段时间所致。③ 黏性流动 L_3。形变足够大时，未交联的分子链在外力作用下会发生相对位移，相当于发生黏性流动，这使形变继续发展。④ 永久变形 L_4。这种变形为塑性变形。外力撤销后，其不能回复。

表 3-2 示出了 PVA 水凝胶仿生关节软骨和 PVA/HA 复合水凝胶仿生关节软骨的形变。PVA/HA 复合水凝胶仿生关节软骨的最大形变为 0.309 mm；其值明显小于与 PVA 水凝胶仿生关节软骨的最大形变（0.474 mm）。这说明 HA 加入到 PVA 水凝胶后，使得 PVA/HA 复合水凝胶仿生关节软骨的交联度增大，从而该复合水凝胶仿生关节软骨的力学性能得到增强。PVA 水凝胶仿生关节软骨试样的形变较大。水凝胶产生的形变的大小和水凝胶的内部的交联结构有非常密切的关系。由于 HA 中含有大量的羟基，PVA/HA 复合水凝胶仿生关节软骨中羟基所形成的氢键的量增加，其网络结构强度增强。这可以防止分子间的相对滑移。因此 PVA/HA 复合水凝胶仿生关节软骨试样产生的形变较小。而 PVA 水凝胶仿生关节软骨试样的中羟基所形成的氢键少，其网络结构强度较弱。因此，PVA 水凝胶仿生关节软骨试样产生的形变大。

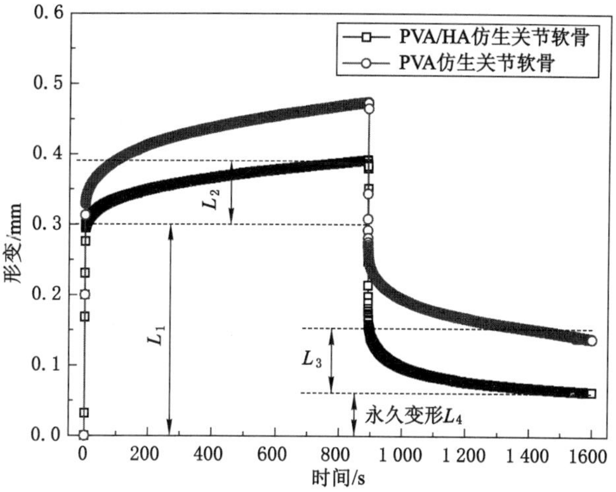

图 3-6　仿生关节软骨蠕变曲线

表 3-2　　**仿生关节软骨的最大形变和永久形变**

参数	PVA 水凝胶仿生关节软骨	PVA/HA 复合水凝胶仿生关节软骨
最大形变/mm	0.474	0.309
永久形变/mm	0.138	0.100

图 3-7 示出了开尔文模型。它由一个弹簧元件和一个黏壶元件并联而成。开尔文模型在外力作用下，其受到的总应力等于两元件受到的应力之和，而两者的应变是相等的，即有：

$$\sigma = \sigma_1 + \sigma_2 \tag{3-10}$$

$$\varepsilon = \varepsilon_1 = \varepsilon_2 \tag{3-11}$$

开尔文模型的运动方程为：

$$\sigma = E\varepsilon + \eta \frac{\mathrm{d}\varepsilon}{\mathrm{d}t} \tag{3-12}$$

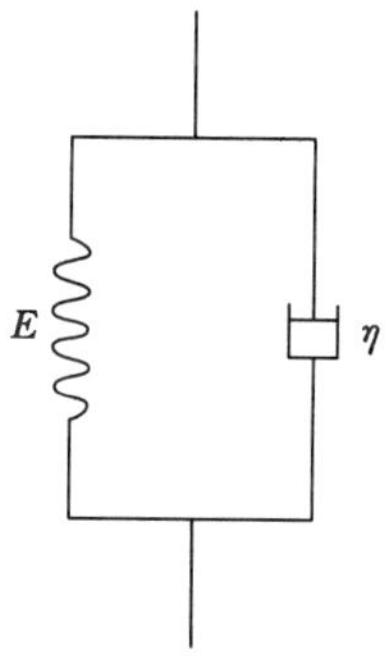

图 3-7　开尔文模型

开尔文模型可以模拟交联聚合物的蠕变过程。在其蠕变过程中，应力保持不变(即 $\sigma=\sigma_0$)。当 $t=0$ 时，$\varepsilon=0$。积分后得其蠕变方程为：

$$\varepsilon_t = \frac{\sigma_0}{E}(1 - \mathrm{e}^{-t/\tau}) \tag{3-13}$$

很显然，随着时间的无限延长，该模型的应变逐渐趋于一个恒定值，符合交联聚合物的蠕变特性。

图 3-8 示出了多元开尔文蠕变模型。该模型由 3 个的开尔文模型与 1 个弹性元件串联获得。

根据黏弹性力学的基本性质，可以得到该模型受到的总应变和总应力为：

$$\varepsilon = \varepsilon_1 + \varepsilon_2 + \varepsilon_3 + \varepsilon_4 \tag{3-14}$$

$$\sigma = \sigma_1 = \sigma_2 = \sigma_3 = \sigma_4 \tag{3-15}$$

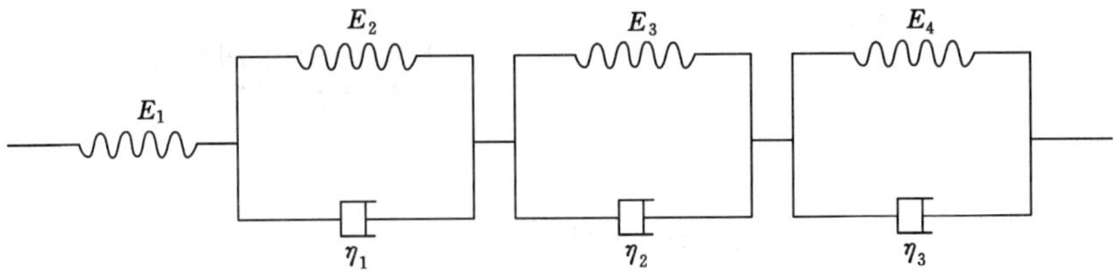

图 3-8　多元开尔文蠕变模型

$$\sigma = \sigma_0 = E_1 \cdot \varepsilon_1 = E_2 \cdot \varepsilon_2 + \eta_1 \frac{\mathrm{d}\varepsilon_2}{\mathrm{d}t} = E_3 \cdot \varepsilon_3 + \eta_2 \frac{\mathrm{d}\varepsilon_3}{\mathrm{d}t} = E_4 \cdot \varepsilon_4 + \eta_3 \frac{\mathrm{d}\varepsilon_4}{\mathrm{d}t} \tag{3-16}$$

积分后得其蠕变方程为：

$$\varepsilon_t = \frac{\sigma_0}{E_1} + \frac{\sigma_0}{E_2}(1 - \mathrm{e}^{-t/\tau_1}) + \frac{\sigma_0}{E_3}(1 - \mathrm{e}^{-t/\tau_2}) + \frac{\sigma_0}{E_4}(1 - \mathrm{e}^{-t/\tau_3}) \tag{3-17}$$

其蠕变柔量 $D(t)$ 为：

$$D(t) = \frac{\varepsilon_t}{\sigma_0} = \frac{1}{E_1} + \frac{1}{E_2}(1 - \mathrm{e}^{-t/\tau_1}) + \frac{1}{E_3}(1 - \mathrm{e}^{-t/\tau_2}) + \frac{1}{E_4}(1 - \mathrm{e}^{-t/\tau_3}) \tag{3-18}$$

式中，$\tau_1 = \eta_1/E_1$，$\tau_2 = \eta_2/E_2$，$\tau_3 = \eta_3/E_3$，$\tau_i(i=1,2,3)$为达到蠕变极限$(1-1/\mathrm{e})$所需的时间。它反映了黏性和弹性的结合，是材料同时具有弹性和黏性的结果。

图 3-9 示出了 PVA 水凝胶仿生关节软骨与 PVA/HA 复合水凝胶仿生关节软骨的试验蠕变柔量曲线与拟合蠕变柔量曲线。其拟合结果可以证明：PVA 水凝胶、PVA/HA 复水水凝胶仿生关节软骨的多元开尔文蠕变模型的与试验结果完全一致；PVA 水凝胶、PVA/HA 复合水凝胶仿生关节软骨的多元开尔文蠕变模型结果蠕变柔量特征的拟合度分别为 0.989 22 和0.995 12。

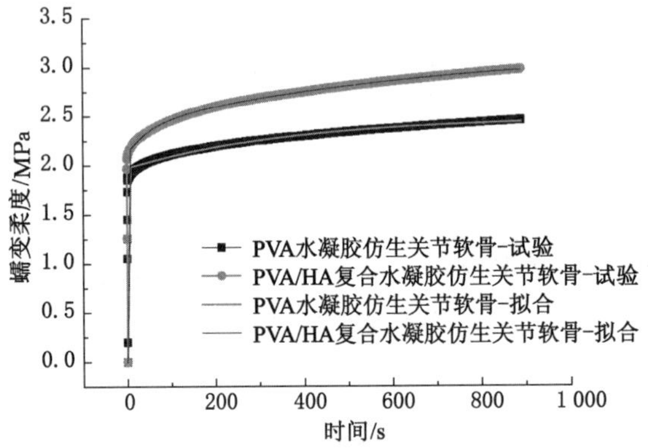

图 3-9　仿生关节软骨的试验蠕变柔量曲线与拟合蠕变柔量曲线

3.4　仿生关节软骨应力松弛行为分析

图 3-10 示出了仿生关节软骨的归一化应力松弛随时间的变化规律。从图 3-10 中可以看出：其样的应力松弛明显分为两个阶段：快速松弛阶段和慢速松弛阶段。100 s 以内水凝胶仿生关节软骨的归一化松弛迅速降低；随着时间的增加，水凝胶仿生关节软骨归一化松弛

进一步降低。水凝胶仿生关节软骨应力松弛最后达到的平衡值越小，水凝胶说明仿生关节软骨对于外加应力的消散效果越好，对于冲击的缓冲作用越大。PVA 水凝胶仿生关节软骨的应力松弛比 PVA/HA 复合水凝胶仿生关节软骨的应力松弛要快。但是结合其蠕变与恢复结果分析，由于 PVA/HA 复合水凝胶仿生关节软骨内部的网络结构完善，分子间的结合作用强，在下压相同的位移时，PVA/HA 复合水凝胶仿生关节软骨所抵制的力要比 PVA 水凝胶仿生关节软骨的大；并且在受到一定的负荷时，由于其分子间结合作用强，其形变要比 PVA 水凝胶仿生关节软骨的形变小，故其归一化应力松弛率要比 PVA 水凝胶仿生关节软骨的小。压缩应力松弛率 η 为：试样达到预定位移时的载荷 p_0 减去试样压缩一定时间后的平衡应力 p_e，所占 p_0 的比例，即试验过程中恢复的比例。本书用压缩应力松弛率衡量复合水凝胶仿生关节软骨的应力松弛性能。η 的公式为：

$$\eta = \frac{p_0 - p_e}{p_0} \times 100\% \tag{3-19}$$

式中　η——压缩应力松弛率；

p_0——最大载荷；

p_e——加载期间平衡载荷。

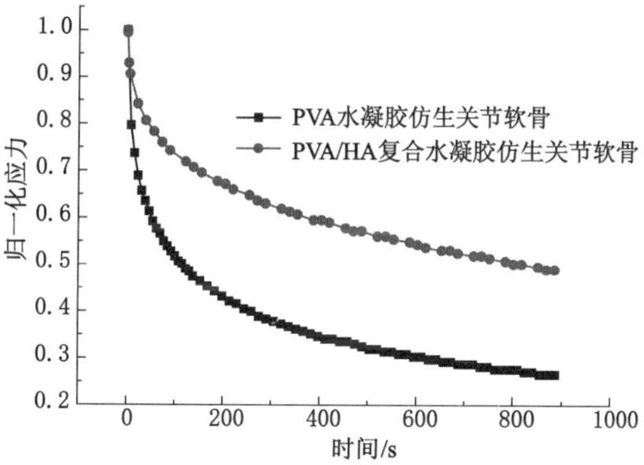

图 3-10　仿生关节软骨归一化应力松弛曲线

表 3-3 与表 3-4 示出了仿生关节软骨(PVA 水凝胶仿生关节软骨与 PVA/HA 复合水凝胶仿生关节软骨)的归一化应力松弛模量随时间变化规律。从表 3-3 和表 3-4 中可以看出：经过 800 s 的应力松弛后，PVA 水凝胶仿生关节软骨与 PVA/HA 复合水凝胶仿生关节软骨松弛应力在 100 s(800～900 s)内的下降量分别为初始应力的 1.3%和 2%。这表明 PVA 水凝胶仿生关节软骨与 PVA/HA 复合水凝胶仿生关节软骨均已处于松弛平衡状态。PVA 水凝胶仿生关节软骨与 PVA/HA 复合水凝胶仿生关节软骨的归一化松弛模量分别为 0.26 和 0.49。在初始松弛的 400 s 内，PVA 水凝胶仿生关节软骨与 PVA/HA 复合水凝胶仿生关节软骨归一化松弛模量分别下降至 0.34 和 0.59，下降幅度达到 66%和 41%。其下降幅度占总体下降幅度的 77%和 65%。这说明该阶段属于快速松弛阶段。

表 3-3　　PVA 水凝胶仿生关节软骨归一化应力松弛模量

应力松弛时间/s	0	10	100	200	400	600	800	900
归一化松弛模量 G	1	0.76	0.52	0.43	0.34	0.3	0.27	0.26
归一化松弛模量降幅/%	0	24	48	57	66	70	73	74
占总体降幅百分比/%	0	32.4	64.9	77	89.2	94.6	98.7	100

表 3-4　　PVA/HA 复合水凝胶仿生关节软骨归一化应力松弛模量

应力松弛时间/s	0	10	100	200	400	600	800	900
归一化松弛模量 G	1	0.9	0.72	0.67	0.59	0.54	0.5	0.49
归一化松弛模量降幅/%	0	10	28	33	41	46	50	51
占总体降幅百分比/%	0	19.6	54.9	64.7	80.4	90.2	98	100

图 3-11 示出了根据公式(3-19)计算得的 PVA 水凝胶仿生关节软骨和 PVA/HA 复合水凝胶仿生关节软骨的在松弛时间为 15 min 时的应力松弛率。其值分别为 73.44%、51%。据此可以看出:PVA 水凝胶仿生关节软骨的应力松弛率大于 PVA/HA 复合水凝胶仿生关节软骨的应力松弛率。这是因为 HA 中含有羟基,以 PVA 分子中的羟基形成强度结合,使得 PVA 分子链之间的交联度增加,使水凝胶内部的网络结构更完善,使 PVA 分子链结合更加紧密。

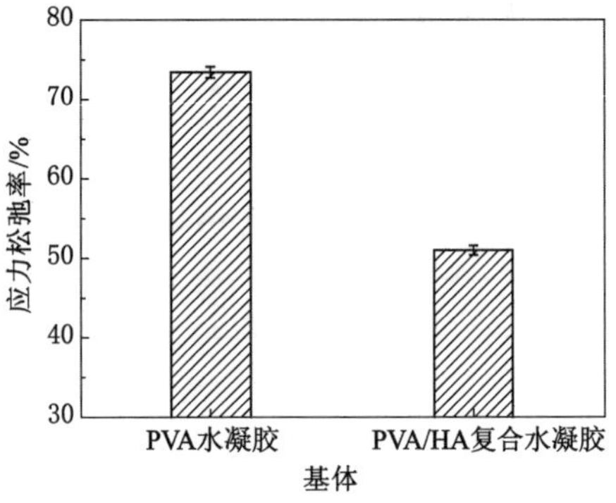

图 3-11　仿生关节软骨的应力松弛率

图 3-12 示出了广义麦克斯韦应力松弛模型。此模型采用三个麦克斯韦模型和一个弹性元件模型的并联组合来描述复合材料的松弛力学行为(此模型又称为广义麦克斯韦模型)。每一个麦克斯韦模型具有不同的弹性元件和不同的黏性元件,因此存在一系列不同的松弛时间。这与材料的实际松弛过程比较相符。

在应力松弛过程中,对于广义麦克斯韦应力松弛模型,三个麦克斯韦子模型和弹性元件的应变是相同的,并且保持恒定;而该模型总应力等于各个模型单元的应力之和。因此该模型总应变与总应力的关系如下:

$$\varepsilon = \varepsilon_1 = \varepsilon_2 = \varepsilon_3 = \varepsilon_4 \tag{3-20}$$

$$\sigma = \sigma_1 + \sigma_2 + \sigma_3 + \sigma_4 \tag{3-21}$$

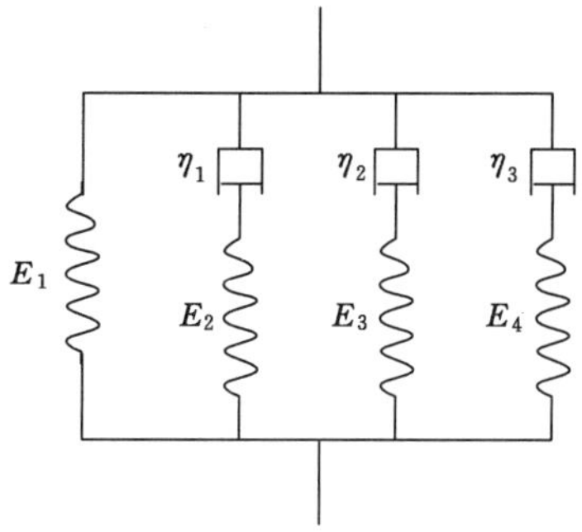

图 3-12　广义麦克斯韦应力松弛模型

$$\frac{\mathrm{d}\varepsilon}{\mathrm{d}t}=\frac{1}{E_1}\frac{\mathrm{d}\sigma_1}{\mathrm{d}t}=\frac{1}{E_2}\frac{\mathrm{d}\sigma_2}{\mathrm{d}t}+\frac{\sigma_2}{\eta_1}=\frac{1}{E_3}\frac{\mathrm{d}\sigma_3}{\mathrm{d}t}+\frac{\sigma_3}{\eta_2}=\frac{1}{E_4}\frac{\mathrm{d}\sigma_4}{\mathrm{d}t}+\frac{\sigma_4}{\eta_3}=0 \tag{3-22}$$

将式(3-22)积分可获得各个模型单元的应力，即可获得该模型的总应力。将总应力除以应变可得到应力松弛模量。应力松弛模量计算公式为：

$$E_t=\frac{\sigma_t}{\varepsilon_0}=\frac{\sigma_{1(0)}}{\varepsilon_0}+\frac{\sigma_{2(0)}}{\varepsilon_0}\mathrm{e}^{-t/\tau_1}+\frac{\sigma_{3(0)}}{\varepsilon_0}\mathrm{e}^{-t/\tau_2}+\frac{\sigma_{4(0)}}{\varepsilon_0}\mathrm{e}^{-t/\tau_3}=E_1+E_2\mathrm{e}^{-t/\tau_1}+E_3\mathrm{e}^{-t/\tau_2}+E_4\mathrm{e}^{-t/\tau_3} \tag{3-23}$$

式中，E_i是第 i 个麦克斯韦模型中弹簧的应力松弛模量，τ_i 是第 i 个麦克斯韦模型的应力松弛时间。

图 3-13 示出了 PVA 水凝胶仿生关节软骨与 PVA/HA 复合水凝胶仿生关节软骨的归一化应力松弛模量与拟合后的归一化应力松弛模量。其拟合结果可以证明：广义麦克斯韦应力松弛模型与试验结果完全一致。PVA 水凝胶仿生关节软骨、PVA/HA 复合水凝胶仿生关节软骨的广义麦克斯韦应力松弛模型的拟合度分别为 0.999 74 和 0.999 68。

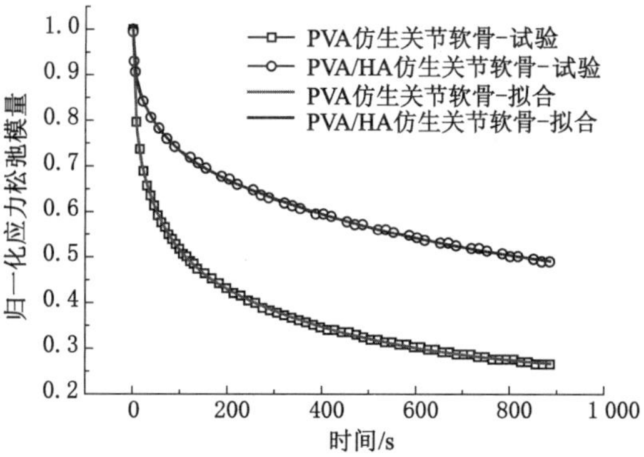

图 3-13　仿生关节软骨归一化应力松弛模量曲线

PVA 水凝胶仿生关节软骨的归一化应力松弛模量为：

$$G_t=0.24+0.32\mathrm{e}^{-t/371.29}+0.23\mathrm{e}^{-t/49.95}+0.21\mathrm{e}^{-t/5.26} \tag{3-24}$$

PVA/HA 复合水凝胶仿生关节软骨的归一化应力松弛模量为：

$$G_t=0.41+0.36\mathrm{e}^{-t/611.83}+0.13\mathrm{e}^{-t/51.02}+0.1\mathrm{e}^{-t/3.22} \tag{3-25}$$

3.5 仿生关节软骨蠕变与应力松弛机理分析

图 3-14 示出了在球压痕条件下 PVA/HA 复合水凝胶仿生关节软骨的蠕变试验曲线与有限元模拟曲线。从图 3-14 中可以看出：有限元模拟结果与蠕变试验结果有较好的一致性。在 10 N 载荷下有限元模拟结果与蠕变试验结果的一致程度要好于在 20 N 载荷下的。这是由于蠕变试验施加载荷是缓慢的，所以初始阶段水凝胶仿生关节软骨的变形突变较小；而在有限元模拟中，载荷会瞬间施加在 PVA/HA 复合水凝胶仿生关节软骨表面，PVA/HA 复合水凝胶仿生关节软骨的瞬间变形较试验的要大。在低载荷条件下，有限元模拟中，PVA/HA 复合水凝胶仿生关节软骨的初始变形较小；随着载荷的增大，PVA/HA 复合水凝胶仿生关节软骨的初始变形变大。在有限元模拟中，当大载荷瞬间施加在 PVA/HA 复合水凝胶仿生关节软骨表面时，PVA/HA 复合水凝胶仿生关节软骨的瞬间变形增大，因而其偏差较低载荷时要大。

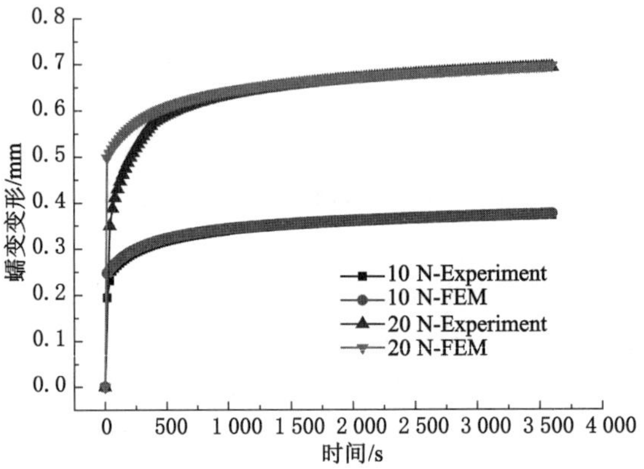

图 3-14　PVA/HA 复合水凝胶仿生关节软骨蠕变曲线

表 3-5、表 3-6 示出了在不同载荷下试验与有限元模拟的蠕变变形。从其结果中可以看出：在蠕变初始阶段，模拟结果与试验结果的相对误差较大。在蠕变时间为 10 s、50 s 时，蠕变载荷为 10 N 条件下的相对误差为 6.42%、3.62%，蠕变载荷为 20 N 条件下的相对误差为 37.2%、25.06%。在蠕变初始阶段，随着载荷的增大，模拟结果与试验结果的相对误差增大。随着蠕变的继续，在蠕变时间为 2 600 s、3 600 s 时，蠕变载荷为 10 N 条件下的相对误差为 0.89%、0.86%，蠕变载荷为 20 N 条件下的相对误差为 0.55%、0.47%。在蠕变稳定阶段，随着载荷的增大，模拟结果与试验结果的相对误差减小。

表 3-5　　10 N 载荷下试验与有限元模拟的蠕变变形

时间/s	试验结果/mm	模拟结果/mm	相对误差/%
10	0.134 5	0.143 74	6.42
50	0.252 2	0.261 69	3.62
100	0.264 47	0.272 65	3.01

表 3-5(续)

时间/s	试验结果/mm	模拟结果/mm	相对误差/%
200	0.285 99	0.292 25	2.14
400	0.308 41	0.314 9	2.06
600	0.322 86	0.328 05	1.58
1 000	0.339 57	0.343 32	1.09
1 600	0.352 42	0.355 69	0.91
2 600	0.363 92	0.367 2	0.89
3 600	0.371 64	0.374 87	0.86

表 3-6　　20 N 载荷下试验与模拟的蠕变变形

时间/s	试验结果/mm	模拟结果/mm	相对误差/%
10	0.25	0.398 14	37.20
50	0.387 8	0.517 49	25.06
100	0.430 9	0.533 05	19.16
200	0.499 1	0.561 92	11.17
400	0.574 9	0.596 64	3.64
600	0.603 87	0.617 33	2.18
1 000	0.634 13	0.642 35	1.27
1 600	0.657 39	0.662 98	0.84
2 600	0.678 67	0.682 49	0.55
3 600	0.692 32	0.695 64	0.47

图 3-15 示出了 PVA/HA 复合水凝胶仿生关节软骨在压缩载荷下的蠕变行为。PVA/HA 复合水凝胶仿生关节软骨的蠕变行为主要是 PVA/HA 复合水凝胶仿生关节软骨内的液相流动渗出所致。在载荷作用初始阶段，液相渗出速度很快，然后缓慢降低，最后停止。与 PVA/HA 复合水凝胶仿生关节软骨蠕变行为相对应的是 PVA/HA 复合水凝胶仿生关节软骨在蠕变开始时变形速率很大，然后慢慢降低达到平衡，最后维持在一个固定的变形量。在蠕变过程中，外加载荷与 PVA/HA 复合水凝胶仿生关节软骨固体基质内部的压缩应力以及液相渗出时产生的摩擦力相平衡。当 PVA/HA 复合水凝胶仿生关节软骨固体基质内部应力与外加应力相等时，蠕变过程结束。此时液相渗出停止，PVA/HA 复合水凝胶仿生关节软骨变形达到平衡。

图 3-16 示出了在载荷为 10 N、20 N 下 PVA/HA 复合水凝胶仿生关节软骨的蠕变变形与液体孔隙流动速度。从图 3-16 中可以看出：PVA/HA 复合水凝胶仿生关节软骨的蠕变变形与液体孔隙流动速度呈现相反的变化趋势。蠕变变形随着时间呈现非线性上升的趋势，而液体孔隙流动速度随着时间呈现非线性下降的趋势，两者的变化呈现相反的关系。在 10 N 载荷下的蠕变初始阶段，PVA/HA 复合水凝胶仿生关节软骨的液体孔隙流动速度为 3.82×10^{-4}(mm/s)；随着蠕变变形的持续，液体孔隙流动速度逐渐下降；当蠕变时间达到 3 600 s 时，液体孔隙流动速度降为 4.45×10^{-8}(mm/s)；相同的，在载荷为 20 N 时，在

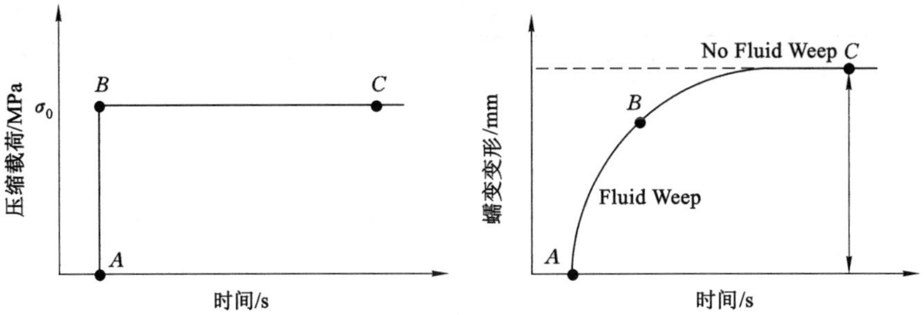

图 3-15 PVH/HA 符合水凝胶仿生关节软骨在压缩载荷下的蠕变行为

PVA/HA 复合水凝胶仿生关节软骨蠕变变形过程中，液体孔隙流动速度由 5.45×10^{-4}(mm/s)降为 2.62×10^{-7}(mm/s)(见表 3-7)。

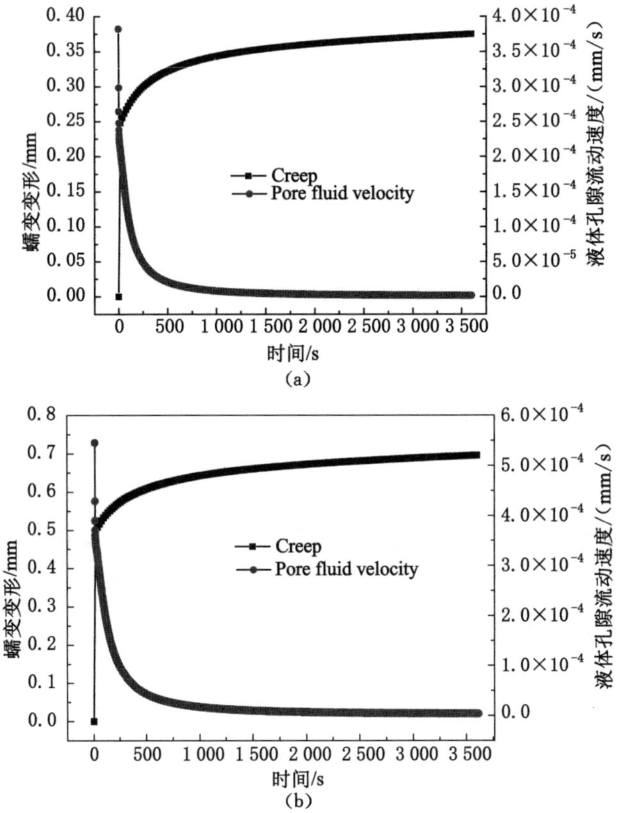

图 3-16 PVA/HA 复合水凝胶仿生关节软骨蠕变变形与液体孔隙流动速度

(a) 10 N;(b) 20 N

表 3-7 **PVA/HA 复合水凝胶仿生关节软骨的液体孔隙流动速度**

载荷/N	10	20
蠕变初始阶段液体孔隙流动速度/(mm/s)	3.82×10^{-4}	5.45×10^{-4}
蠕变稳定阶段液体孔隙流动速度/(mm/s)	4.45×10^{-8}	2.62×10^{-7}

图 3-17 示出了 PVA/HA 复合水凝胶仿生关节软骨蠕变变形(图 3-6 中 L_2 段)与液体孔隙流动速度的关系。从图 3-17 中可以看出:在蠕变的初始阶段,液体孔隙流动速度与蠕变变形的关系几乎成负线性关系。对两者的关系进行拟合发现,在 10 N 载荷下,PVA/HA 复合水凝胶仿生关节软骨的液体孔隙流动速度 v 与蠕变变形 l 的关系方程为:

$$v = e^{-11.23+43.98l-132.21l^2} \tag{3-26}$$

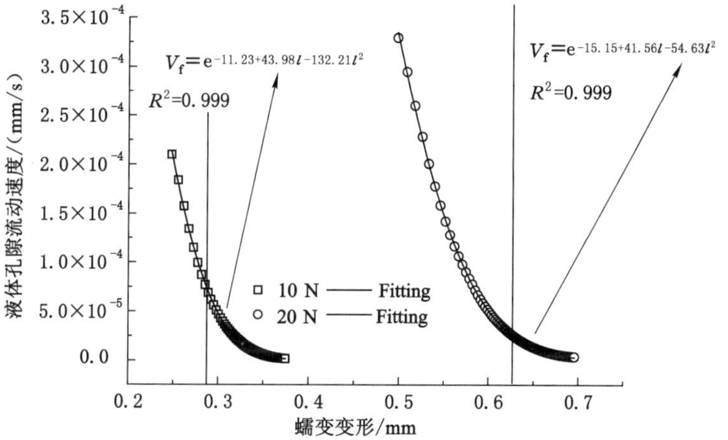

图 3-17　PVA/HA 复合水凝胶仿生关节软骨蠕变变形与液体孔隙流动速度的关系

在 20 N 载荷下,其液体孔隙流动速度与蠕变变形的关系方程为:

$$v = e^{-15.15+41.56l-54.63l^2} \tag{3-27}$$

因此可以得出:PVA/HA 复合水凝胶仿生关节软骨的蠕变变形与液体孔隙流动速度成相反的指数关系。这正是在载荷作用下,PVA/HA 复合水凝胶仿生关节软骨的液体孔隙流动速度逐渐下降,引起 PVA/HA 复合水凝胶仿生关节软骨内的液相流失,固相承载增大。因此蠕变变形逐渐趋于稳定。

图 3-18 示出了 PVA/HA 复合水凝胶仿生关节软骨在迭代应变下的应力松弛结果。从图 3-18 中可以看出:试验结果与有限元模拟结果有较好的吻合。在变形阶段,当 PVA/HA 复合水凝胶仿生关节软骨的应变分别为 10%、20%、30%、40%时,有限元模拟结果与试验结果的相对误差分别为 2.67%、1.29%、4.55%、4.53%(见表 3-8);在应力松弛阶段,当 PVA/HA 复合水凝胶仿生关节软骨的应变分别为 10%、20%、30%、40%时,有限元模拟结果与试验结果的相对误差分别为 21.2%、6.56%、1.87%、2.62%(见表 3-9)。这说明有限元模拟结果与试验结果有较好的一致性。

图 3-19 示出了在 PVA/HA 复合水凝胶仿生关节软骨在迭代应变下的归一化应力松弛随时间的变化规律。从图 3-19 中可以看出:在不同的应变条件下,其应力松弛明显分为两个阶段:快速松弛阶段和慢速松弛阶段。当 PVA/HA 复合水凝胶仿生关节软骨的应变量分别为 10%、20%、30%、40%时,PVA/HA 复合水凝胶仿生关节软骨的归一化应力松弛率分别为 59.38%、45.36%、41.19%、38.62%(见表 3-10)。随着 PVA/HA 复合水凝胶仿生关节软骨应变量的增大,PVA/HA 复合水凝胶仿生关节软骨的归一化应力松弛率逐渐减小。这是由于在连续施加应变下,PVA/HA 复合水凝胶仿生关节软骨内部的液相逐渐流失,液相承载减小,主要由固相基质承载,因而其应力松弛率逐渐下降。利用麦克斯韦应力

松弛模型对 PVA/HA 复合水凝胶仿生关节软骨迭代应变下的归一化应力松弛进行拟合。其拟合结果表明:该模型获得的应力松弛结果与试验结果完全吻合。在 PVA/HA 复合水凝胶仿生关节软骨应变分别为 10%、20%、30%、40%时,其拟合度都大于 0.999。

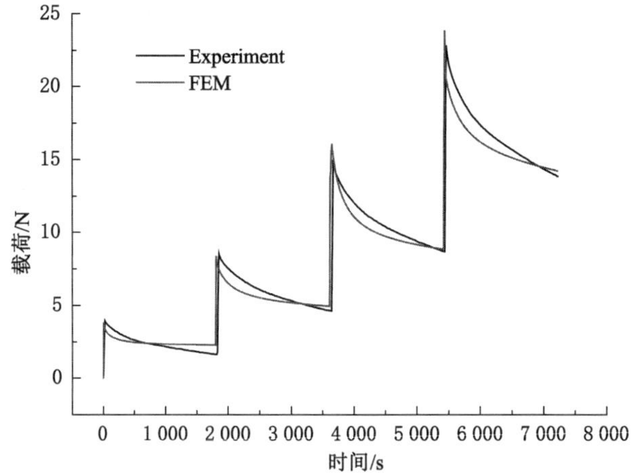

图 3-18 PVA/HA 复合水凝胶仿生关节软骨在迭代应变下的应力松弛

表 3-8 变形阶段有限元模拟结果与试验结果的对比

应变/%	试验/N	模拟/N	相对误差/%
10	3.94	3.83	2.67
20	8.5	8.39	1.29
30	14.98	15.66	4.55
40	22.84	23.87	4.53

表 3-9 松弛阶段有限元模拟结果与试验结果的对比

应变/%	试验/N	模拟/N	相对误差/%
10	1.79	2.27	21.2
20	4.63	4.96	6.56
30	8.67	8.84	1.87
40	13.85	14.22	2.62

表 3-10 PVA/HA 复合水凝胶仿生关节软骨的归一化应力松弛率

应变/%	归一化应力松弛率/%	拟合度
10	59.38	0.999 59
20	45.36	0.999 92
30	41.19	0.999 94
40	38.62	0.999 92

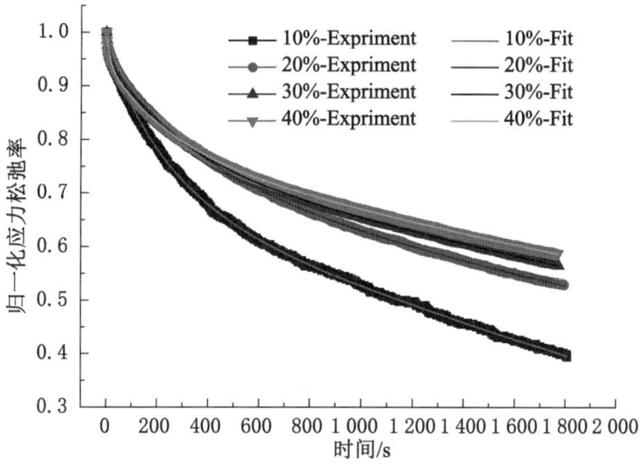

图 3-19　PVA/HA 复合水凝胶仿生关节软骨在迭代应变下的归一化应力松弛曲线

图 3-20 示出了压缩应力下 PVA/HA 复合水凝胶仿生关节软骨的应力松弛行为。在 PVA/HA 复合水凝胶仿生关节软骨表面施加一个恒定的变形速率[见图 3-19(a)的 t_0-A-B 阶段]，当其变形达到设定的变形量 u_0后维持 u_0不变(B 点之后)，其应力对应变的反应如图 3-20(b)所示。在压缩阶段，其应力快速增大直到最大值 σ_0(σ_0与 u_0相对应)。在应力松弛阶段，其应力沿曲线 $B \to C \to D \to E$ 缓慢降低，直到达到平衡应力 σ_e。PVA/HA 复合水凝胶仿生关节软骨的应力松弛行为机制如图 3-20(c)所示。压缩阶段应力的增加与 PVA/HA 复合水凝胶仿生关节软骨内液体的流出有关，应力松弛与液体在多孔固体介质内部的重新分布有关，压缩阶段，PVA/HA 复合水凝胶仿生关节软骨的间隙液体流出和表面固体的收缩形成很大应力，随后固体基质表面高变形区的回弹导致应力松弛，当固体基质在内部产生的流体孔隙压力达到固体基质的固有压缩模量时，应力松弛过程便停止，在载荷作用下，过大的应力维持的时间很短，因为组织的应力松弛将很快减弱内部应力。PVA/HA 复合水凝胶仿生关节软骨在应力松弛初始阶段，应力变化率较快。这说明 PVA/HA 复合水凝胶仿生关节软骨内固有的流体孔隙压力小于局部压力差，致使水分向外溢出速度快。随着 PVA/HA 复合水凝胶仿生关节软骨内液体不断溢出，其固有流体孔隙压力与局部压力差不断减小，因此后期曲线变化平缓，最后达到相对平衡。

图 3-21 示出了 PVA/HA 复合水凝胶仿生关节软骨在迭代应变下的液体流动变化。从图 3-21 中可以看出：(1) 在应力加载阶段(5 s、1 810 s、3 615 s、5 420 s)，由于在压缩应力的作用下，PVA/HA 复合水凝胶仿生关节软骨的三维网格发生变形，其内部液体流动速度迅速增大(见图 3-22)，导致网格内部大量的水分被迅速挤出，使得其应力在短时间内迅速下降；与之同时，PVA 高分子链键长和键角的改变所引起的普通弹性形变在松弛初始阶段迅速回复，导致其模量快速下降，从而使得 PVA/HA 复合水凝胶仿生关节软骨的松弛应力在较短时间内迅速下降。(2) 在应力松弛阶段(1 805 s、3 610 s、5 415 s、7 220 s)，PVA/HA 复合水凝胶仿生关节软骨内部液体流动速度趋于稳定(见图 3-22)，PVA/HA 复合水凝胶仿生关节软骨网格内部的自由水重新分配直至达到新平衡状态；同时，PVA 高分子链段发生相对运动与重排；自由水的重新分布和高分子链段的相对运动与重排导致 PVA/HA 复合水凝胶仿生关节软骨的应力在较长时间内持续缓慢下降。

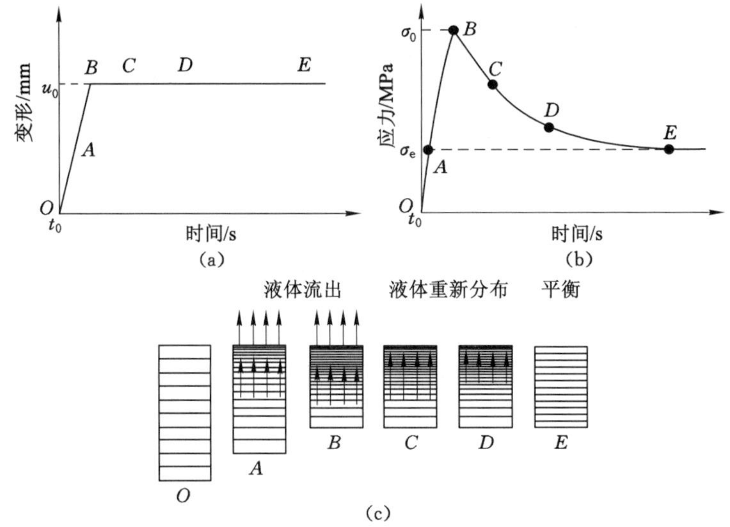

图 3-20 压缩应力下 PVA/HA 复合水凝胶仿生关节软骨的应力松弛行为

(a) 变形随时间的变化曲线;(b) 应力松弛曲线;(c) 组织内液体流动示意图

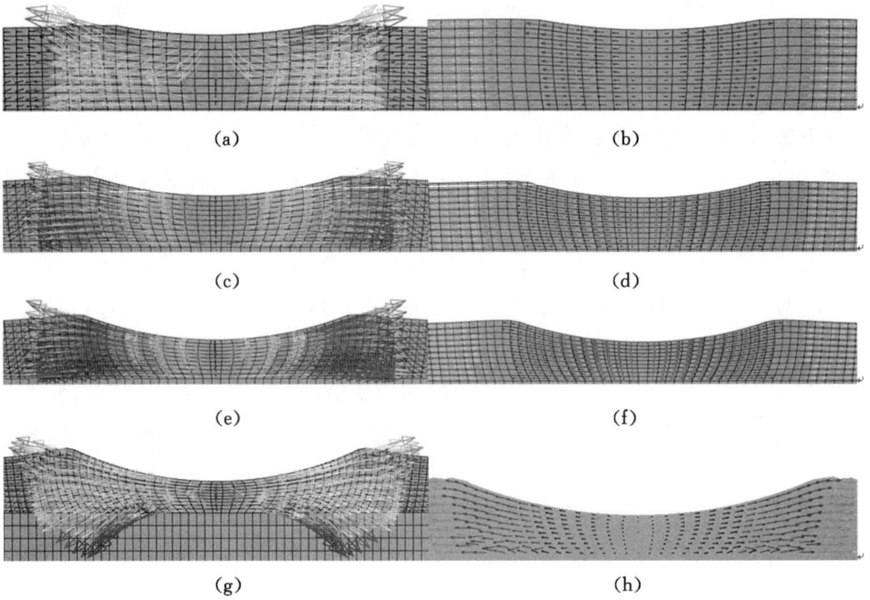

图 3-21 PVA/HA 复合水凝胶仿生关节软骨在迭代应变下的液体流动变化云图

(a) 5 s;(b) 1 805 s;(c) 1 810 s;(d) 3 610 s;

(e) 3 615 s;(f) 5 415 s;(g) 5 420 s;(h) 7 220 s

PVA/HA 复合水凝胶仿生关节软骨具有独特的多孔含水结构。该结构主要由聚乙烯醇高聚物组成的三维多孔网络、羟基磷灰石及网络内部含有的大量水分组成。在 PVA 高聚物构成的三维多孔网络结构中,连接网络的交联节点主要呈微晶态;其余网络部分则由无定型的 PVA 分子链构成。因此,PVA/HA 复合水凝胶仿生关节软骨的应力松弛行为既具有自然关节软骨应力松弛的特征,又具有高聚物应力松弛的特点。对于 PVA/HA 复合水

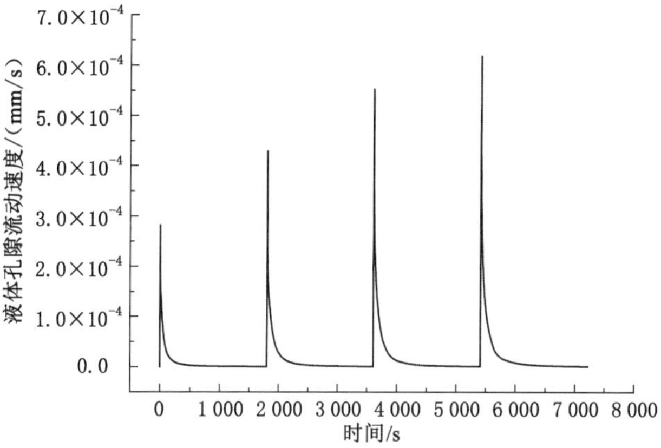

图 3-22　PVA/HA 复合水凝胶仿生关节软骨液体流动速度

凝胶仿生关节软骨来说，当受到一个突然外加力作用时，一方面 PVA/HA 复合水凝胶仿生关节软骨网络内部的自由水在外力的作用下渗出；另一方面 PVA 高分子链的键长、键角迅速改变而产生瞬时普通弹性形变。这时所具有的模量称为初始松弛模量。随着时间的延长，一方面 PVA/HA 复合水凝胶仿生关节软骨中自由水经历了在网络内部的再分配直至达到新的平衡状态，另一方面一些松弛时间较长的运动单元(如 PVA 高分子链段、交联点之间的分子联)也会克服内部阻力产生相互运动，在运动的过程中消耗能量，使其内应力下降，最后达到平衡。

3.6　仿生关节软骨动态黏弹性分析

图 3-23 示出了 PVA 水凝胶仿生关节软骨、PVA/HA 复合水凝胶仿生关节软骨储能模量与损耗模量随频率的变化规律。从图 3-23 中可以看出：PVA/HA 复合水凝胶仿生关节软骨的储能模量与损耗模量均高于 PVA 水凝胶仿生关节软骨的。这说明 PVA/HA 复合水凝胶仿生关节软骨有更好的黏弹性。水凝胶为液固两相材料。在动态频率测试下，水凝胶的液体会发生流失。由于 PVA/HA 复合水凝胶仿生关节软骨的渗透系数小于 PVA 水凝胶仿生关节软骨的，所以 PVA/HA 复合水凝胶仿生关节软骨的液体流失较少，其力学性能保持良好，其网络结构被破坏的较少。因此，PVA/HA 复合水凝胶仿生关节软骨的储能模量、损耗模量较大。另外，由于 HA 的加入，PVA/HA 复合水凝胶仿生关节力学性能得到增强，其弹性及吸收冲击能力增强。随着频率的增加，PVA/HA 复合水凝胶仿生关节软骨的储能模量呈现上升的趋势。这表明水凝胶具有相当强度的网络结构。这也与天然关节软骨随频率的变化规律相似。水凝胶拥有这种动态力学性能对其作为仿生软骨材料应用时尤为重要。水凝胶仿生关节软骨储能模量远远大于损耗模量，两者之间相差 1 到 2 个数量级。这表明在水凝胶的结构中，水凝胶的弹性特征处于主导地位。而水凝胶仿生关节软骨的损耗模量基本保持不变。这表明大多数的能量被水凝胶存储而未被消耗。

富尔彻等研究天然关节软骨在动态测试时储能模量、损耗模量与频率的相关性。其研究表明：储能模量 E' 与频率 f 有如下关系：$E' = A\log_e(f) + B$，其中，A、B 为储能模量系数；而损

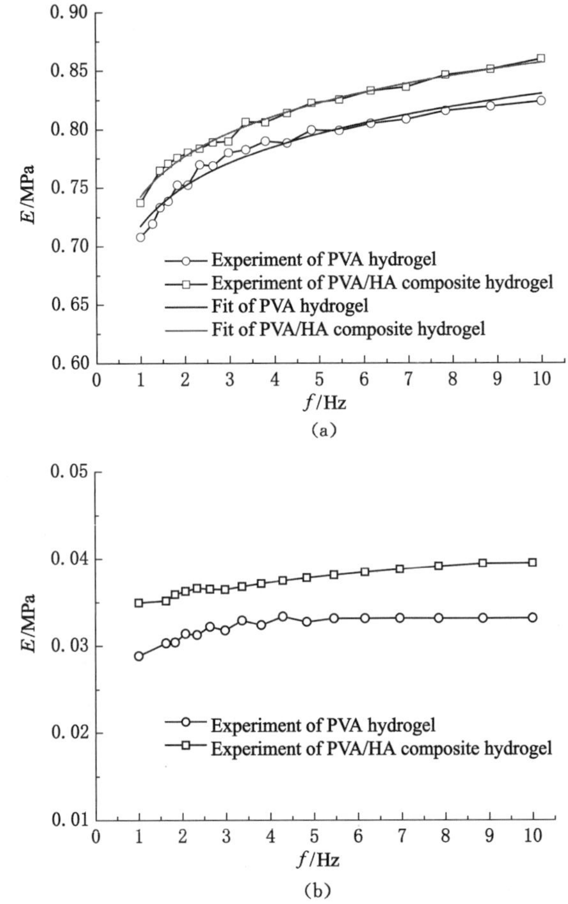

图 3-23　仿生关节软骨动态模量随频率的变化规律

(a) 储能模量；(b) 损耗模量

耗模量 E''对频率 f 的依赖性不大。将 PVA 水凝胶仿生关节软骨与 PVA/HA 复合水凝胶仿生关节软骨的储能模量与频率的关系结果拟合发现：两者呈对数函数关系。PVA 水凝胶仿生关节软骨储能模量与频率的回归方程为 $E'=0.113\log_e(f)+0.717$。PVA/HA 复合水凝胶仿生关节软骨储能模量与频率的回归方程为 $E'=0.114\log_e(f)+0.742$。当频率从 1 Hz 增大到 10 Hz 时，PVA 水凝胶仿生关节软骨的储能模量从 0.708 MPa 增大到 0.823 MPa，PVA/HA 复合水凝胶仿生关节软骨的储能模量从 0.737 MPa 增大到 0.859 MPa。随着 HA 的加入，水凝胶仿生关节软骨的储能模量系数 A、B 都呈现上升的趋势（见表 3-11）。因此，HA 的加入增强了水凝胶仿生关节的网状结构，使水凝胶仿生关节软骨的储能模量增大。

表 3-11　仿生关节软骨的储能模量系数

材料	A	B	R^2
PVA 水凝胶仿生关节软骨	0.113	0.717	0.97
PVA/HA 复合水凝胶仿生关节软骨	0.114	0.742	0.99

图 3-24 示出了 PVA 水凝胶仿生关节软骨与 PVA/HA 复合水凝胶仿生关节软骨损耗因子随频率的变化规律。相关研究结果表明：水凝胶仿生关节软骨的损耗因子均随频率的增加基本保持不变；PVA 水凝胶仿生关节软骨的损耗因子在 0.03 左右，PVA/HA 复合水凝胶仿生关节软骨的损耗因子在 0.045 左右。这说明水凝胶仿生关节软骨的损耗因子对于频率的依赖性较小。比克纳等研究了人体关节软骨的损耗因子。天然关节的损耗因子在 0.01～0.1 之间。这表明：仿生关节软骨的动态力学性能与天然关节的相近似。PVA 水凝胶仿生关节软骨与 PVA/HA 复合水凝胶仿生关节软骨的损耗因子均小于 0.1。这说明 PVA 水凝胶仿生关节软骨与 PVA/HA 复合水凝胶仿生关节软骨具有良好的力学恢复性能。

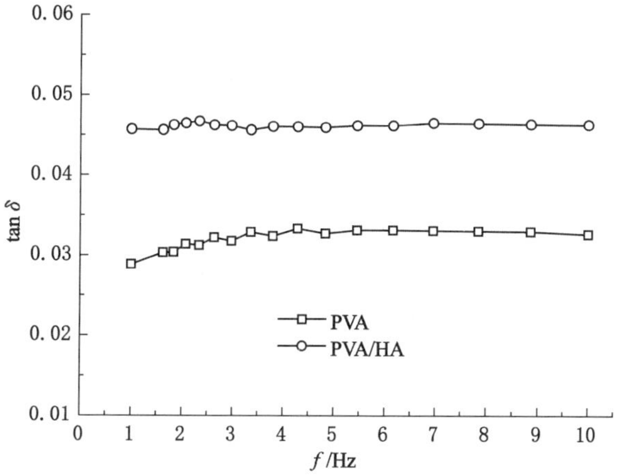

图 3-24　仿生关节软骨的损耗因子随频率的变化规律

图 3-25 示出了 PVA 水凝胶仿生关节软骨与 PVA/HA 复合水凝胶仿生关节软骨的动态模量随液固比的变化规律。从图 3-25 中可以看出：水凝胶仿生关节软骨的储能模量与液固比呈现非线性关系。随着液固比的下降，两种水凝胶仿生关节软骨的储能模量逐渐下降。由于 PVA 水凝胶仿生关节软骨的含水量为 85%，PVA/HA 复合水凝胶仿生关节软骨的含水量为 82%，所以 PVA 水凝胶仿生关节软骨的液固比要大于 PVA/HA 复合水凝胶仿生关节软骨的。在水凝胶放生关节软骨的动态性能测试时，水凝胶仿生关节软骨内部的水分会发生流失，进而水凝胶仿生关节软骨的液固比下降。将水凝胶仿生关节软骨的储能模量与液固比拟合发现：两者呈指数函数关系。PVA 水凝胶仿生关节软骨的拟合回归方程为 $E'=1.737\times10^{-7}e^{2.857\varphi}+0.949$（$\varphi$ 为液固比）。PVA/HA 复合水凝胶仿生关节软骨的拟合回归方程为 $E'=5.329\times10^{-8}e^{3.786\varphi}+1.493$。而两种仿生关节软骨的损耗模量随液固比的下降呈现先上升后下降的变化趋势。PVA 水凝胶仿生关节软骨的损耗模量与液固比拟合多项式方程为：

$$E''=45\ 305.4-44\ 284.6\varphi+17\ 309.9\varphi^2-3\ 382.2\varphi^3+330.3\varphi^4-12.9\varphi^5 \quad (3\text{-}28)$$

PVA/HA 复合水凝胶仿生关节软骨的损耗模量与液固比拟合方程为：

$$E''=22\ 344.3-27\ 468.7\varphi+13\ 504.5\varphi^2-3\ 319.1\varphi^3+407.8\varphi^4-20.1\varphi^5 \quad (3\text{-}29)$$

两种水凝胶仿生关节软骨的损耗模量随液固比的下降呈现先上升后下降的变化趋势。这主要是由于在动态测试中，随着水分的流失，两种水凝胶仿生关节软骨的固液比增大，表现出的黏性增强，所以其损耗模量上升；而随着液固比的进一步下降，两种水凝胶仿生关节软骨的固相网状结构发生破坏，引起其损耗模量的减小。

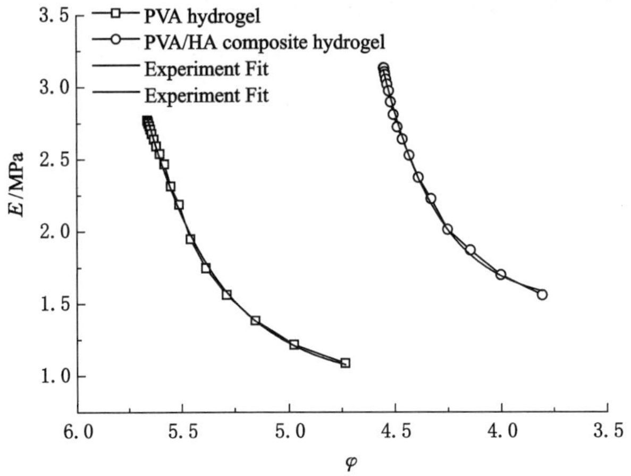

(a)

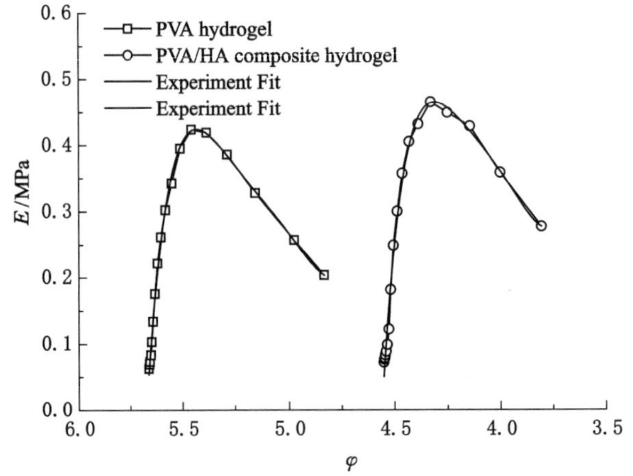

(b)

图 3-25　仿生关节软骨动态模量随液固比的变化规律

(a) 储能模量；(b) 损耗模量

图 3-26 示出了在不同应变条件下 PVA/HA 复合水凝胶仿生关节软骨的动态模量随频率的变化规律。从图 3-26 中可以看出：随着应变的增大，PVA/HA 复合水凝胶仿生关节软骨的储能模量、损耗模量都呈现增大的趋势；随着应变的增大，由于 PVA/HA 复合水凝胶仿生关节软骨具有良好的网络结构，能够保持良好的黏弹性，所以 PVA/HA 复合水凝胶仿生关节软骨的储能模量随着频率的增大呈现非线性增大，其损耗模量随着频率的变化基本保持不变。根据储能模量与频率的关系 $E'=A\log_e(f)+B$ 对曲线拟合。在应变分别为 5%、10%、15%时，储能模量与频率的关系方程分别为：

$$E' = 0.079\log_e(f) + 0.631 \tag{3-30}$$

$$E' = 0.114\log_e(f) + 0.742 \tag{3-31}$$

$$E' = 0.116\log_e(f) + 0.895 \tag{3-32}$$

从表 3-12 上可以看出：随着应变的增大，PVA/HA 复合水凝胶仿生关节软骨的储能模量系数 A、B 均呈现上升的趋势。这是由于在应变条件下，PVA/HA 复合水凝胶仿生关节软骨的网状结构随着应变的增大更加致密，其储能性能增强，所以 PVA/HA 复合水凝胶仿生关节软骨的储能模量随着应变的增大而增大。

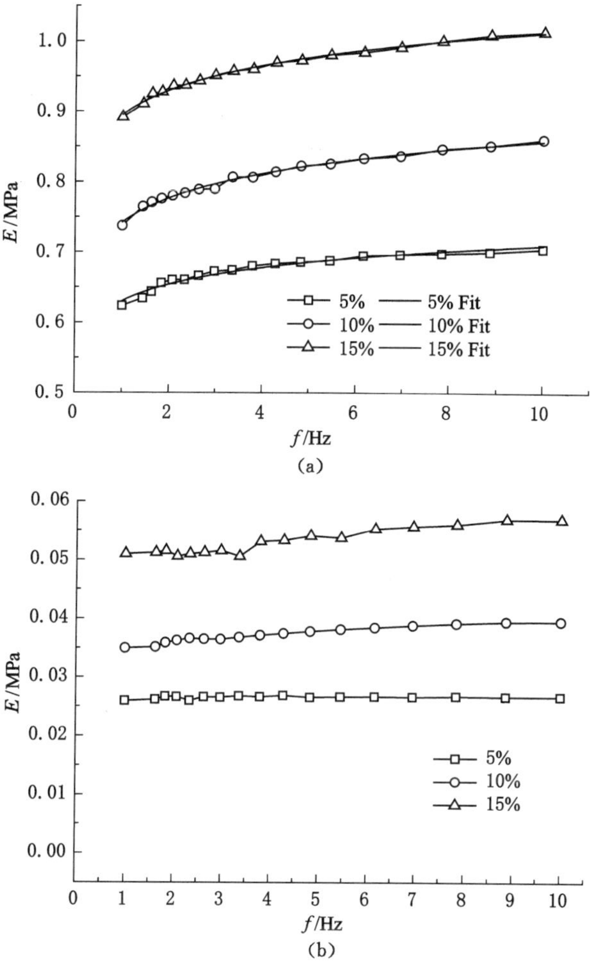

图 3-26　PVA/HA 复合水凝胶仿生关节软骨在不同应变条件下的动态模量随频率的变化规律

(a) 储能模量；(b) 损耗模量

表 3-12　　PVA/HA 复合水凝胶仿生关节软骨的储能模量系数

应变	A	B	R^2
5%	0.079	0.631	0.965
10%	0.114	0.742	0.991
15%	0.116	0.895	0.993

3.7　本章小结

通过试验及其试验结果分析，本章得到如下结论。

(1) PVA/HA 复合水凝胶仿生关节软骨的最大形变与永久形变均小于 PVA 水凝胶仿

生关节软骨的。这说明 HA 加入到 PVA 水凝胶后，使得 PVA/HA 复合水凝胶仿生关节软骨的网络结构强度增加，使其力学性能得到增强。PVA/HA 复合水凝胶仿生关节软骨的蠕变行为中，蠕变变形与液体流动速度呈现指数函数关系；外加载荷与固体基质内部的压缩应力以及液体渗出时产生的摩擦力相平衡。当 PVA/HA 复合水凝胶仿生关节软骨固体基质内部应力与外加应力相等时，蠕变过程结束，液相渗出停止，PVA/HA 复合水凝胶仿生关节软骨变形达到平衡。

(2) PVA/HA 复合水凝胶仿生关节软骨含有羟基，与 PVA 分子链上的羟基形成氢键，使得 PVA 分子链结合更加紧密，使得水凝胶网络结构强度增加。PVA/HA 复合水凝胶仿生关节软骨的应力松弛率明显小于 PVA 水凝胶仿生关节软骨的应力松弛率。

(3) 多元开尔文模型与广义麦克斯韦模型能够很好地描述水凝胶仿生关节软骨的蠕变与应力松弛行为。PVA/HA 复合水凝胶仿生关节软骨的蠕变柔量与应力松弛模量均高于 PVA 水凝胶仿生关节软骨的。

(4) 两种水凝胶仿生关节软骨的储能模量随着频率的增大而增大，其储能模量与频率呈对数函数关系。PVA/HA 复合水凝胶仿生关节软骨的储能模量与损耗模量均高于 PVA 水凝胶仿生关节软骨的。两种水凝胶仿生关节软骨的储能模量随着液固比的下降而逐渐下降，两种水凝胶仿生关节的损耗模量随着液固比的下降呈现先上升后下降的变化趋势。随着应变的增大，PVA/HA 复合水凝胶仿生关节软骨的储能模量、损耗模量都呈现增大的趋势。

第 4 章　仿生关节软骨滑动摩擦行为研究

4.1　引　　言

在人体自然关节系统中，关节软骨处于关节的表面，构成了关节头-关节腔的摩擦界面。关节软骨具有独特结构特征。人体在正常的生理活动中，关节软骨起到了承受载荷、缓冲应力的作用，并且为摩擦界面提供良好的润滑、减小摩擦。费希尔等对软骨的两相结构进行研究，指出软骨表面的摩擦力与固体相的承载呈正比关系。阿提什等认为关节软骨的液体承载能力对摩擦系数有重要的影响。

在关节软骨中，基于两相理论，摩擦系数可表示为：

$$\mu_{\text{eff}} = |F_{\text{t}}| / |F_{\text{n}}| \tag{4-1}$$

在两相摩擦模型中，$F_{\text{n}}=F_{\text{n}}^{\text{f}}+F_{\text{n}}^{\text{s}}$。由阿莫尼定理可得：$|F_{\text{t}}|=\mu_{\text{eq}}|F_{\text{n}}^{\text{s}}|$，$\mu_{\text{eff}}=\mu_{\text{eq}}|F_{\text{n}}^{\text{s}}|/|F_{\text{n}}|$。其中，$\mu_{\text{eq}}$为平衡摩擦系数（$F_{\text{n}}=F_{\text{n}}^{\text{s}}$），$F_{\text{n}}^{\text{f}}$ 为液体承载的载荷，F_{n}^{s} 为固相承载的载荷，F_{n} 为法向载荷。

$$\mu_{\text{eff}} = \mu_{\text{eq}} \frac{|\varphi F_{\text{n}}^{\text{f}} + F_{\text{n}}^{\text{s}}|}{|F_{\text{n}}^{\text{f}} + F_{\text{n}}^{\text{s}}|} = \mu_{\text{eq}} \frac{|F_{\text{n}} - (1-\varphi)F_{\text{n}}^{\text{f}}|}{|F_{\text{n}}|} \tag{4-2}$$

摩擦系数的公式可以简化为：

$$\mu_{\text{eff}} = \mu_{\text{eq}}[1-(1-\varphi)W^{\text{f}}/W] \tag{4-3}$$

式中，W^{f}/W 为间隙流体承载比例。

由此可以得出：摩擦系数与间隙流体承载比例 W^{f}/W 呈线性关系。相关研究表明，双相润滑机制与相互滑动的材料成分有关，取决于材料本身的性质。

由于水凝胶仿生关节软骨具有与天然关节相类似的力学性能，还具有良好的生物摩擦学性能，所以它被认为是一种优良的关节软骨修复材料。国内外学者对水凝胶仿生关节软骨的摩擦磨损性能做了大量研究。但是，对于 PVA/HA 复合水凝胶仿生关节软骨的启动摩擦行为以及其摩擦行为与液体承载能力的相关性研究甚少。

本章将研究 PVA/HA 复合水凝胶仿生关节软骨在不同接触载荷、接触时间及滑动速度下的启动摩擦行为。利用有限元模拟，探讨这种仿生关节在不同载荷、接触时间、滑动速度下的承载润滑机理，研究两相润滑在这种仿生关节软骨滑动摩擦行为中的作用。利用吸附理论，建立滑动速度-摩擦系数、载荷-摩擦系数的关系，深入分析这种仿生关节软骨的摩擦机理。根据两相理论，建立滑动摩擦与液体承载能力的关系，为关节修复材料的研究提供试验依据及理论基础。

4.2 试验材料与方法

4.2.1 仿生关节软骨的制备

仿生关节软骨的制备方法与第 2.2.1 节的相同。

4.2.2 仿生关节软骨的滑动摩擦试验

(1) 仿生关节软骨的启动摩擦试验

在 UMT-Ⅱ型多功能微摩擦试验机上开展钴铬钼合金球与 PVA/HA 复合水凝胶仿生关节软骨在不同载荷、不同接触时间和不同滑行速率下的启动摩擦试验。PVA/HA 复合水凝胶仿生关节软骨滑动摩擦试验装置如图 4-1 所示。钴铬钼合金球的直径为 28 mm。PVA/HA 复合水凝胶仿生关节软骨试样大小为 30 mm×20 mm;PVA/HA 复合水凝胶仿生关节软骨的厚度为 2 mm。试验载荷选用 10 N、20 N,接触时间分别为 60 s、180 s、720 s。钴铬钼合金球往复滑行,PVA/HA 复合水凝胶仿生关节软骨保持不动。钴铬钼合金球滑行距离为 10 mm,其滑动速度分别为 1 mm/s、4 mm/s。PVA/HA 复合水凝胶仿生关节软骨启动摩擦试验主要参数如表 4-1 所示。

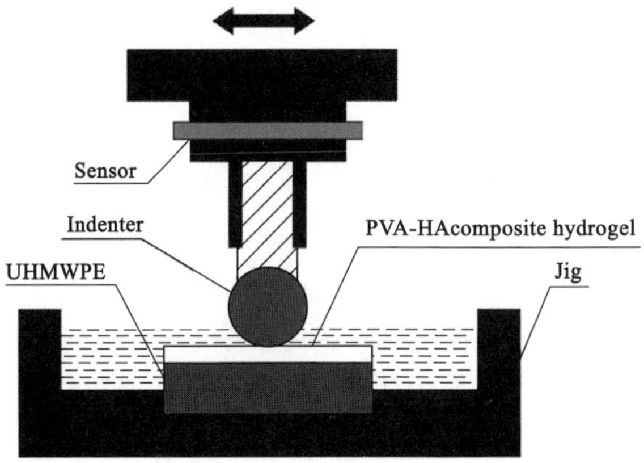

图 4-1 PVA/HA 复合水凝胶仿生关节软骨滑动摩擦试验装置

表 4-1 PVA/HA 复合水凝胶仿生关节软骨启动摩擦试验主要参数

影响因素	试验条件
接触载荷/N	10、20
滑动速度/(mm/s)	1、4
接触时间/s	60、180、720

(2) 仿生关节软骨的滑动摩擦试验

在 UMT-Ⅱ型多功能微摩擦试验机上开展钴铬钼合金球与 PVA/HA 复合水凝胶仿生关节软骨之间在不同载荷和不同滑行速率下的摩擦试验。其试验装置如图 4-1 所示。钴铬钼合金球的直径为 28 mm；PVA/HA 复合水凝胶仿生关节软骨试样大小为 30 mm×20 mm，PVA/HA 复合水凝胶仿生关节软骨厚度为 2 mm。试验载荷选用 10 N、20 N、30 N、40 N。钴铬钼合金球滑行速度分别为 1 mm/s、5 mm/s、10 mm/s、20 mm/s、30 mm/s、40 mm/s、60 mm/s。钴铬钼合金球往复滑行，PVA/HA 复合水凝胶仿生关节软骨保持不动。钴铬钼合金球滑行距离为 10 mm。PVA/HA 复合水凝胶仿生关节软骨滑动摩擦试验主要参数如表 4-2 所示。

表 4-2　PVA/HA 复合水凝胶仿生关节软骨滑动摩擦试验主要参数

影响因素	试验条件
接触载荷/N	10、20、30、40
滑动速度/(mm/s)	1、5、10、20、30、40、60

4.2.3　仿生关节软骨的滑动摩擦有限元模型

(1) 仿生关节软骨的启动摩擦有限元模型

根据仿生关节软骨与钴铬钼合金球的尺寸，建立钴铬钼合金球与仿生关节软骨的启动摩擦有限元模型。仿生关节软骨厚度为 2 mm，超高分子量聚乙烯的厚度为 2 mm，钴铬钼合金球直径为 28 mm。将钴铬钼合金球设为 analytical rigid。采用均匀网格划分方法对仿生关节软骨划分网格。仿生关节软骨划分为 500 个 4 节点双线性位移、双线性孔隙压力缩减积分轴对称实体单元(CAX4RP)；仿生关节软骨基体分为 200 个 4 节点双线性位移减缩积分轴对称实体单元(CAX4R)。得到钴铬钼合金球与仿生关节软骨的启动摩擦有限元模型，如图 4-2 所示。

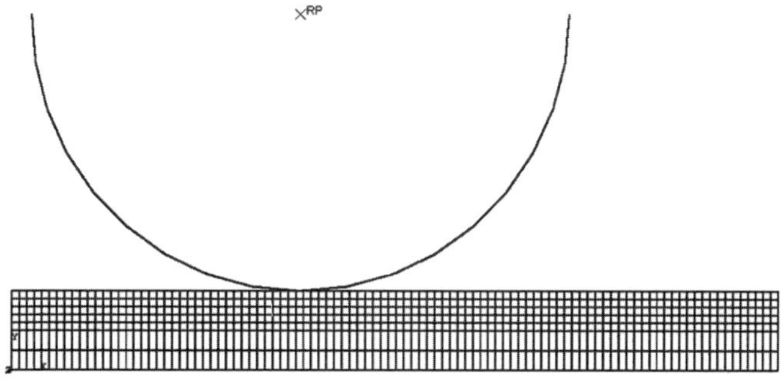

图 4-2　仿生关节软骨启动摩擦有限元模型

仿生关节软骨滑行模型的边界条件：仿生关节软骨底面的水平位移、竖直位移、转动位移为 0，球形压头转动位移为 0；仿生关节软骨软骨层周边区域的孔隙压力被设为 0。选用的载荷分别为 10 N、20 N，接触时间分别为 60 s、180 s 和 720 s；钴铬钼合金球滑行距离为 10 mm，滑动速度分别为 1 mm/s、4 mm/s。仿生关节软骨摩擦系数由试验结果获得；仿生关节软骨材料属性如第 3.2.3 节内容所示。

(2) 仿生关节软骨的滑动摩擦有限元模型

根据仿生关节软骨与钴铬钼合金球的尺寸，建立钴铬钼合金球与仿生关节软骨的摩擦有限元模型。仿生关节软骨的厚度为 2 mm,超高分子量聚乙烯的厚度为 2 mm,钴铬钼合金球直径为 28 mm。利用圣维南法对模型进行简化。钴铬钼合金球划分为 14 608 个 8 节点减缩积分实体单元(C3D8R);仿生关节软骨划分为 22 560 个缩减积分的 8 节点孔隙压力实体单元(C3D8RP);超高分子量聚乙烯基体划分为 22 560 个 8 节点减缩积分实体单元(C3D8R)。得到钴铬钼合金球与仿生关节软骨的有限元摩擦模型,如图 4-3 所示。

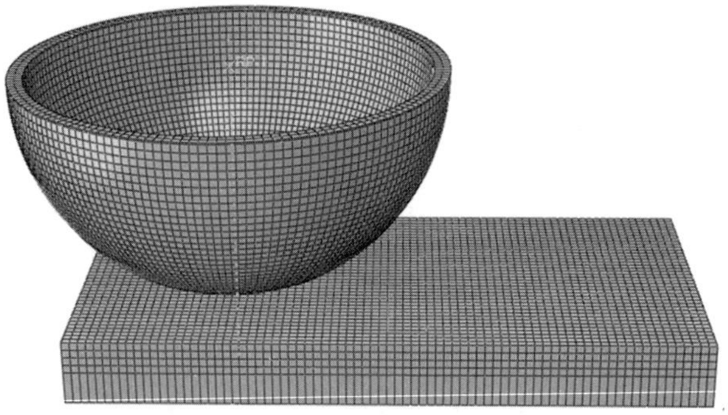

图 4-3　仿生关节软骨摩擦有限元模型

模拟分析中利用面面接触作用,将钴铬钼合金球表面设定为主平面,将仿生关节软骨设定为次平面。仿生关节软骨与超高分子量聚乙烯基体固定在一起,约束超高分子量聚乙烯基体底面的水平位移、竖直位移、转动位移。仿生关节软骨层周边区域的孔隙压力被设为 0。钴铬钼合金球滑动速度及载荷如表 4-2 所示。仿生关节软骨材料属性如第 3.2.3 节内容所示。

4.3　仿生关节软骨启动摩擦行为分析

4.3.1　仿生关节软骨的启动摩擦机理

图 4-4 示出了在不同试验条件下,钴铬钼合金球滑行时仿生关节软骨启动摩擦系数。其结果表明:随着载荷与接触时间的增加,仿生关节软骨启动摩擦系数呈现上升的趋势;而滑动速度由 1 mm/s 增大到 4 mm/s 时,仿生关节软骨启动摩擦系数略有下降。获得的仿生关节软骨启动摩擦系数将作为有限元模拟中的参数。

图 4-5 示出了在载荷为 10 N、保压时间为 60 s、滑动速度为 1 mm/s 时的试验和有限元模拟的仿生关节软骨启动摩擦阻力。从图 4-5 中可以看出:有限元模拟结果与试验结果有非常好的一致性:在启动摩擦的初始阶段,仿生关节软骨启动摩擦阻力会立即增大;当钴铬钼合金球滑离初始接触位置时,其启动摩擦阻力逐渐减小;钴铬钼合金球滑动 10 mm 后反向滑行,其启动摩擦阻力达到最小值;随着钴铬钼合金球的反向滑动,钴铬钼合金球滑回到初始接触位置,其启动摩擦阻力又快速地增大。在钴铬钼合金球滑动过程中,试验与有限元模拟的启动摩擦阻力分别为 1.63 N、1.5 N,试验结果与有限元模拟结果的相对误差为 7.98%。在钴铬钼合金球滑离初始接触位置和反向滑行回到接触位置时,试验结果略大于有限元模拟结果。这是由于仿生关节软骨制备时,其表面并不是完全光滑的(其表面有许多凹坑),所以在试验时的摩擦阻力较有限元模拟的结果大。

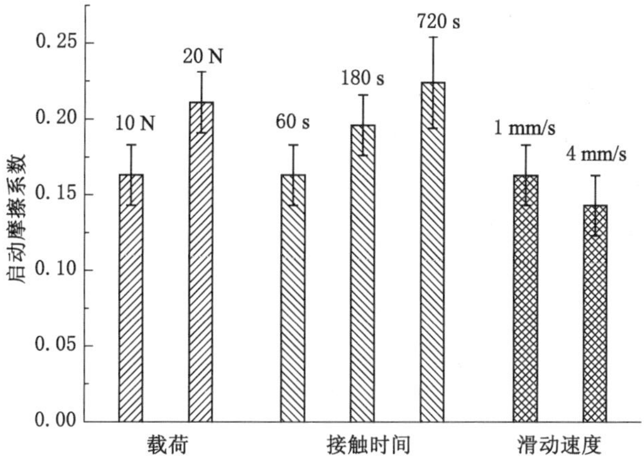

图 4-4　不同试验条件下仿生关节软骨启动摩擦系数

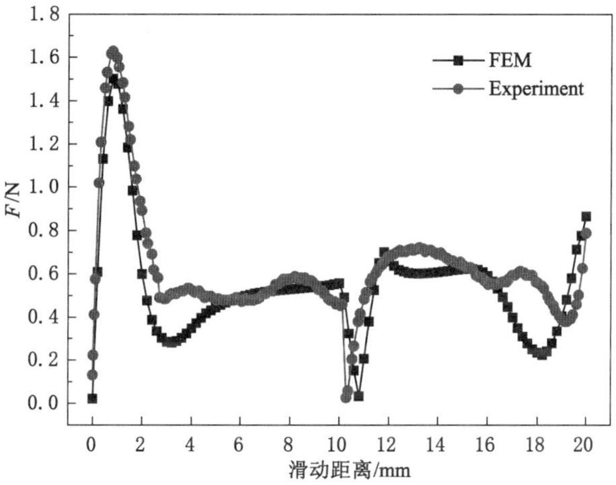

图 4-5　仿生关节软骨的有限元模拟与试验的摩擦阻力结果对比

由于仿生关节软骨的多孔黏弹性基质中充满液体，所以仿生关节软骨具有液相承载的性能。在本章内容中，流体承载能力由孔隙压力与接触应力的比值获得。图 4-6 示出了仿生关节软骨与钴铬钼合金球在接触载荷为 10 N、接触时间为 60 s、滑动速度为 1 mm/s 条件下的液体承载能力、摩擦阻力及液体流动速度。从图 4-6 中可以看出：液体承载能力与摩擦阻力随着滑动距离的增加而呈现非线性变化。在钴铬钼合金球滑动之前，仿生关节软骨的液体承载比为 24%，仿生关节软骨的液相主要在其内部流动。这是由于钴铬钼合金球在仿生关节软骨表面接触了很长的时间，接触区的液体流失严重，其液体流动速度为 2.7×10^{-4} mm/s，因而其液体承载比较小。在滑动初始阶段，从图 4-6 中可以看出：仿生关节软骨的液体流动速度增大到了 3.8×10^{-3} mm/s，仿生关节软骨的液体承载比也快速增大到了 79%。这正是由于仿生关节软骨的液相流动引起的。与此同时，随着钴铬钼合金球的滑动，摩擦阻力增大到最大值(即启动摩擦系数 F_s)，之后摩擦阻力迅速下降。这是由于仿生关节软骨的液相在接触区域流动，液相承载了绝大部分载荷，所以有利于减小摩擦系数。随着钴铬钼合金球滑动的继续,仿生关节软骨的液相承载比降到了 73%,仿生关节软骨的固相基质承载逐渐增加,摩擦阻力逐渐增大。当钴铬钼合金球滑到 10 mm,开始反向滑动时,仿生关节软骨的液体流动方向发生变化,引起了液相承载比及液体流动速度的下降,摩擦阻力增大。当钴铬钼合金球滑行到初始接触位置时,仿生关节软骨的液体流动速度为 3.9×10^{-3} mm/s,由于初始接触位置液相流失严重,液相还未完全流回,仿生关节软骨的液体承载比下降为 54%,因而摩擦阻力呈现上升的趋势。

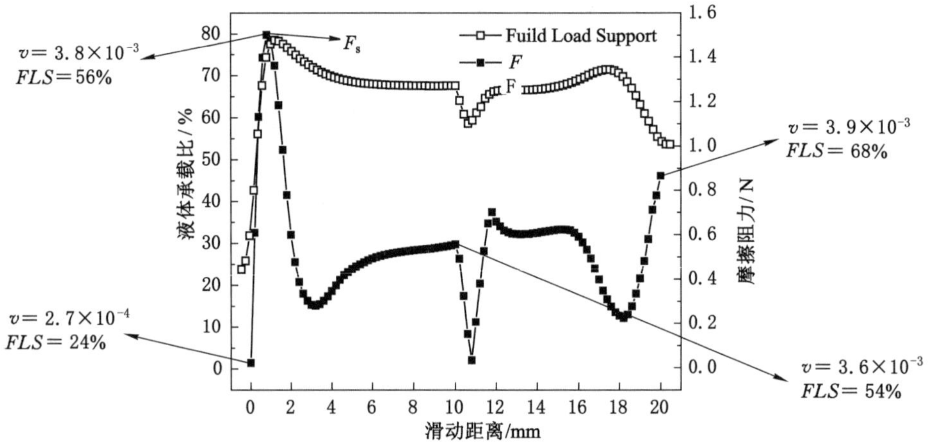

图 4-6　仿生关节软骨在启动摩擦时的液体承载比、摩擦阻力及液体流动速度
(10 N、60 s 1 mm/s;*FLS* 为液体承载比;*v* 为液体流动速度,单位为 mm/s)

4.3.2　不同载荷下仿生关节软骨的启动摩擦行为研究

图 4-7 示出了仿生关节软骨在接触时间为 60 s、滑行速度为 1 mm/s、不同载荷下液体承载比与启动摩擦阻力的关系。随着载荷的增大,仿生关节软骨的液体承载比减小,启动摩擦阻力增大。当载荷由 10 N 增加到 20 N 时,仿生关节软骨的启动摩擦阻力由 1.5 N 增大到 4.2 N;与此同时,仿生关节软骨的液体承载比由 56%减小到 48%。由此可以看出:仿生关节软骨的启动摩擦阻力与液体承载比呈反比例关系。这是由于随着载荷的增大,仿生关节软骨单位面积所承载的应力增大(如图 4-8 所示),仿生关节软骨内部的液相流失增多,液体承载比下降,固相承载增强,因而仿生关节软骨启动摩擦阻力增大。

4.3.3　不同接触时间下仿生关节软骨的启动摩擦行为研究

图 4-9 示出了仿生关节软骨在载荷为 10 N、滑行速度为 1 mm/s、不同接触时间下液体承载比与启动摩擦阻力的关系。当接触时间分别为 60 s、180 s、720 s 时,仿生关节软骨的液体承载比分别为 56%、49%、40%,仿生关节软骨的启动摩擦阻力分别为 1.5 N、1.8 N、2 N。随着接触时间的增长,仿生关节软骨的液体承载比呈下降趋势,仿生关节软骨的启动摩擦阻力呈上升趋势,这两个参数表现为反比例关系。这是由于随着接触时间的增长,仿生关节软骨的变形逐渐增大(如图 4-10 所示),造成液相流失加重,引起液体承载能力下降,固相承受载荷增加,因而仿生关节软骨启动摩擦阻力呈上升趋势。

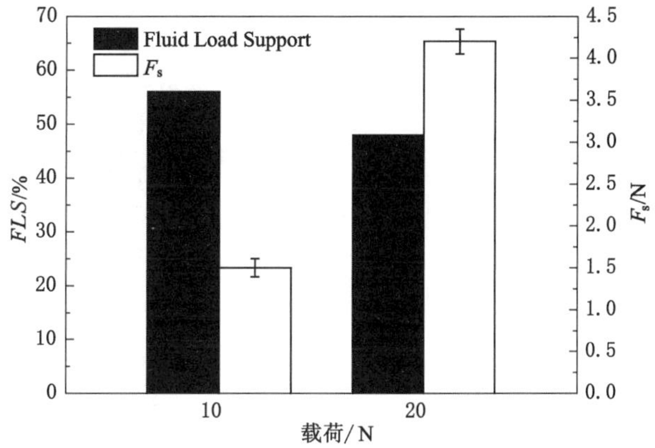

图 4-7　仿生关节软骨在不同载荷下液体承载比与启动摩擦阻力的关系

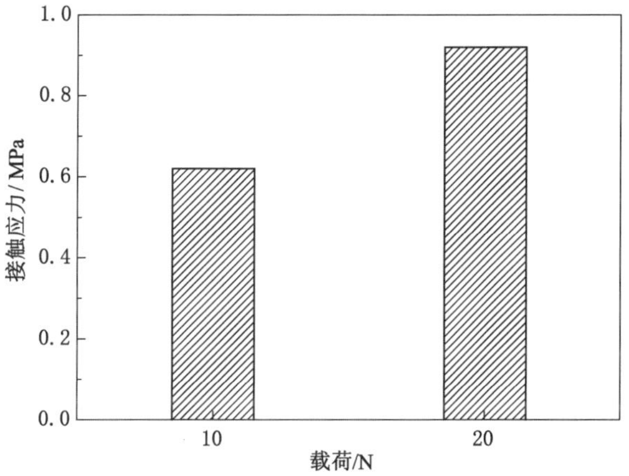

图 4-8　仿生关节软骨在不同载荷下的接触应力

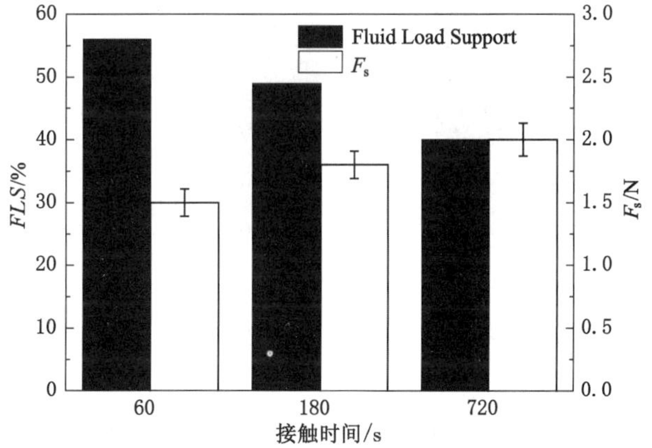

图 4-9　仿生关节软骨在不同接触时间下液体承载比与启动摩擦阻力的关系

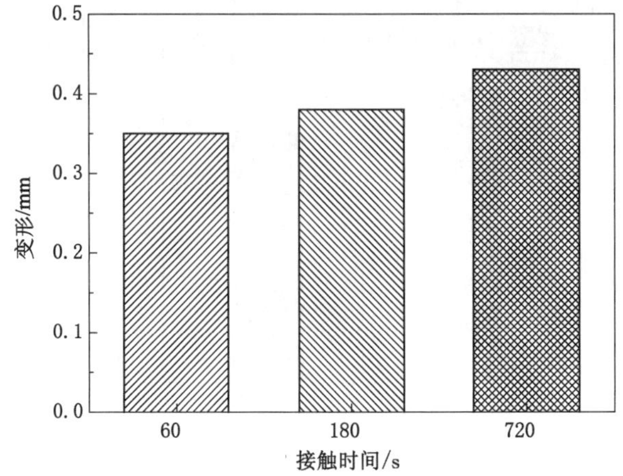

图 4-10　仿生关节软骨在不同接触时间下的变形

4.3.4　不同滑行速度下仿生关节软骨的启动摩擦行为研究

图 4-11 示出了仿生关节软骨在载荷为 10 N、接触时间为 60 s、不同滑行速度下液体承载比与启动摩擦阻力的关系。随着滑行速度的增大,仿生关节软骨的液体承载比增大,仿生关节软骨的启动摩擦阻力减小。当滑行速度由 1 mm/s 增大到 4 mm/s 时,仿生关节软骨的液体承载比由 56%增大到 63%;与此同时,仿生关节软骨的启动摩擦阻力由 1.5 N 减小到 1.4 N。这是由于滑行速度的增加,钴铬钼合金球可以快速地滑离变形区,仿生关节软骨的液体流动性增强、变形减小(如图 4-12 所示),因而其液体承载比增大,其启动摩擦阻力减小。

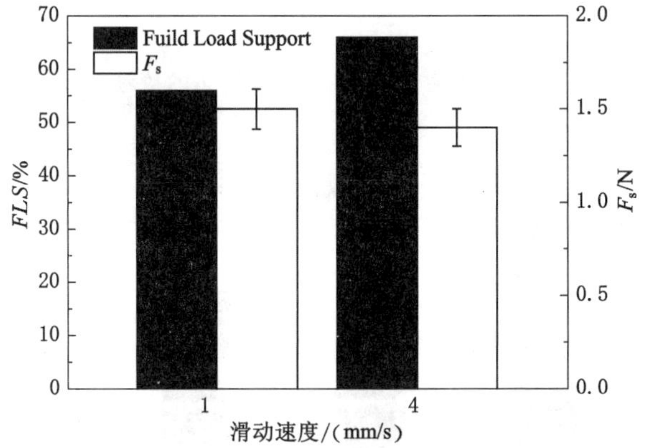

图 4-11　仿生关节软骨在不同滑行速度下液体承载比与启动摩擦阻力的关系

4.3.5　载荷、接触时间、滑动速度对仿生关节软骨孔隙流动的影响

图 4-13 示出了仿生关节软骨在接触时间为 60 s、滑动速度为 1 mm/s、在不同载荷下液体流动速度。从图 4-13 中可以看出:随着载荷的增加,仿生关节软骨的液体流动速度增大。这是由仿生关节软骨与钴铬钼合金球接触区域的接触应力增大引起的。从图 4-14 中可以

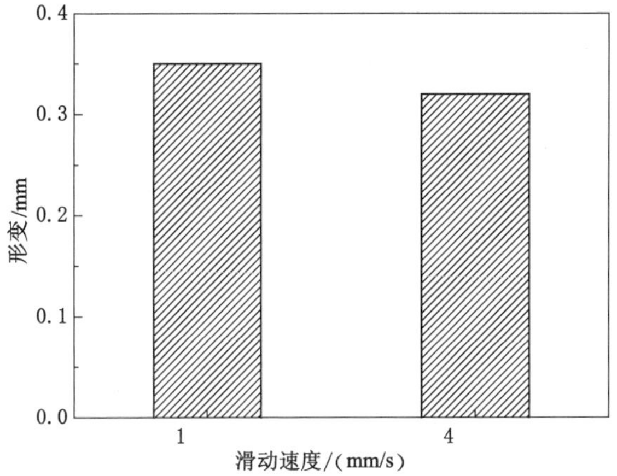

图 4-12　仿生关节软骨在滑动速度下的变形

看出：随着载荷的增大，接触区域的最大变形由 0.35 mm 增大到 0.41 mm，仿生关节软骨的液体流动速度由 3.8×10^{-3} mm/s 增大到 4.8×10^{-3} mm/s，这引起仿生关节软骨内部的液相流失。其液体承载比由 56% 降为 48 %，其固相承载增大，因此随着载荷的增大，仿生关节软骨的启动摩擦阻力增大。

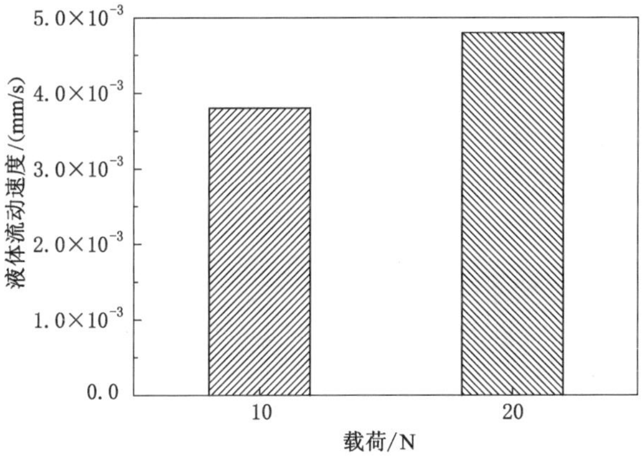

图 4-13　仿生关节软骨在不同载荷下液体流动速度

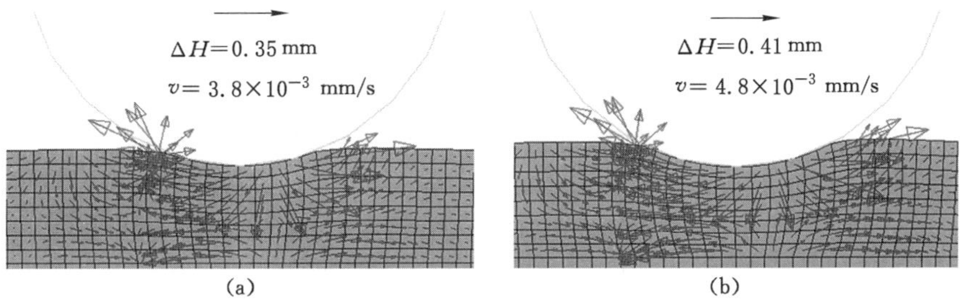

图 4-14　仿生关节软骨在不同载荷下液体流动方向变化云图

(a) 10 N；(b) 20 N

图 4-15 示出了仿生关节软骨在接触载荷为 10 N、滑动速度为 1 mm/s、在不同接触时间下液体流动速度。从图 4-15 中可以看出：随着接触时间的增加，仿生关节软骨的液体流动速度增大。随着接触时间的增加，仿生关节软骨的液体流动速度由 3.8×10^{-3} mm/s 增大到 4.9×10^{-3} mm/s，接触区域的最大变形由 0.35 mm 增大到 0.43 mm（如图 4-16 所示），这引起仿生关节软骨内部的液相流失。当接触时间分别为 60 s、180 s、720 s 时，其液体承载比分别为 56%、49%、40%。随着接触时间的增大，仿生关节软骨固相承载增大，因此仿生关节软骨的启动摩擦阻力增大。

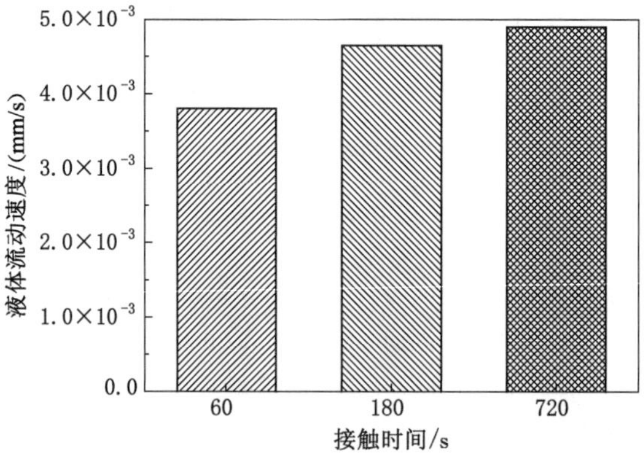

图 4-15 仿生关节软骨在不同接触时间下液体流动速度

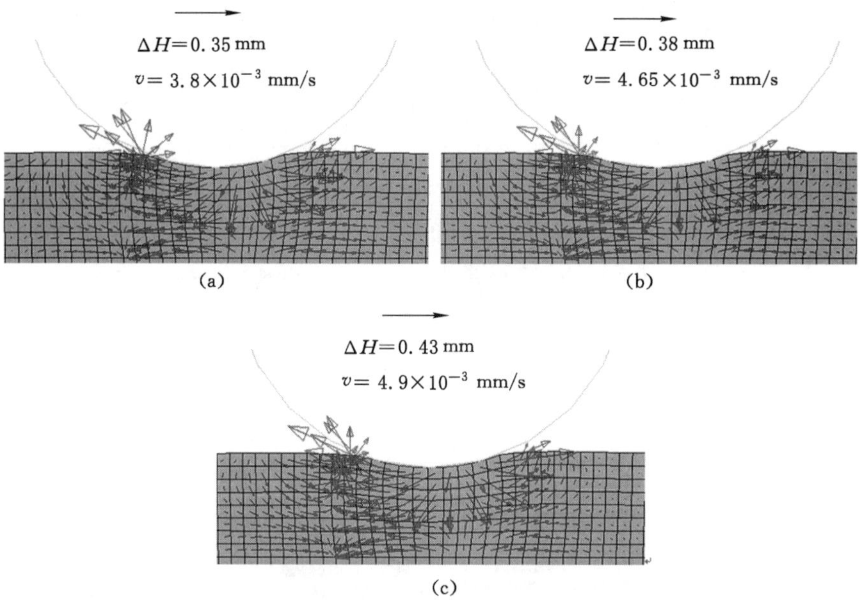

图 4-16 仿生关节软骨在不同接触时间下液体流动方向变化云图

(a) 60 s；(b) 180 s；(c) 720 s

图 4-17 示出了仿生关节软骨在接触时间为 60 s、载荷为 10 N、在不同滑动速度下液体流动速度。从图 4-17 中可以看出：随着滑动速度的增加，仿生关节软骨的液体流动速度从 3.8×10^{-3} mm/s 增大到 4.1×10^{-3} mm/s（如图 4-18 所示），但是接触区域的最大变形由

0.35 mm 减小到 0.32 mm，接触应力下降。其液体承载比由 56%升为 68%，其液相承载能力强。因此随着滑动速度的增加，仿生关节软骨的启动摩擦阻力减小。

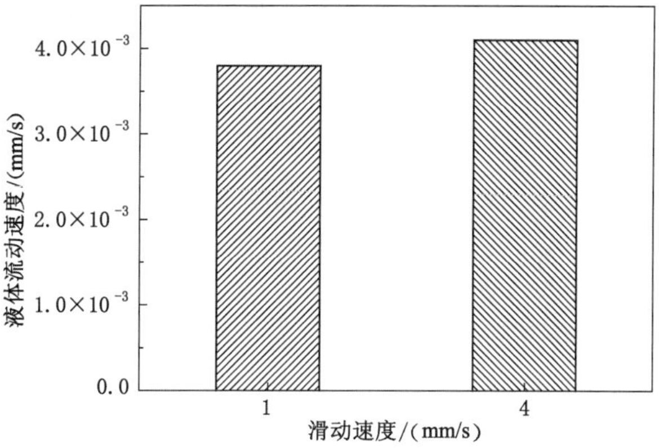

图 4-17　仿生关节软骨在不同滑动速度下液体流动速度

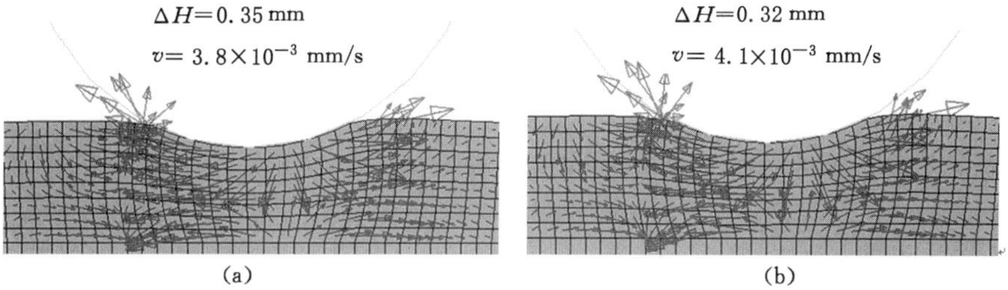

图 4-18　仿生关节软骨在不同滑动速度下液体流动方向变化云图

(a) 1 mm/s；(b) 4 mm/s

图 4-19 示出了仿生关节软骨在载荷为 10 N、接触时间为 60 s、滑动速度为 1 mm/s 时液体流动图（滑动距离为 4 mm）。在载荷作用下，仿生关节软骨内部的液相从接触表面渗出，起到了承载的作用，从而使摩擦系数减小。而且渗出的液相在仿生关节凹凸的表面可以形成流体膜，在滑动过程中可以自由重建。因此，这证明仿生关节软骨具有渗出润滑的能力，可以实现自润滑。在钴铬钼合金球滑离初始接触位置后，液相逐渐流回初始接触区域，可以使仿生关节软骨的力学性能得到恢复。

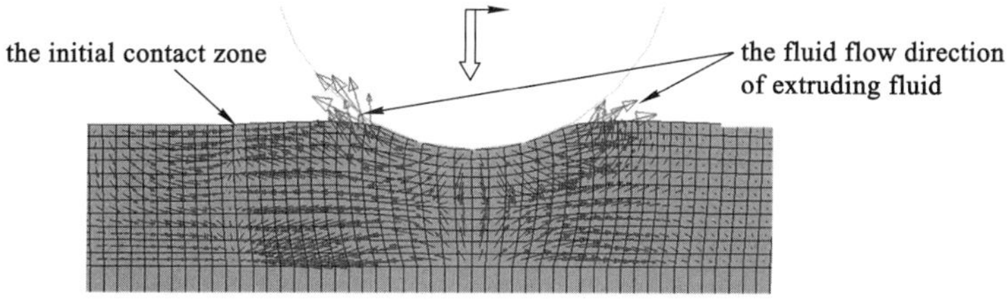

图 4-19　仿生关节软骨液相流动云图（滑动距离为 4 mm）

图 4-20 示出了仿生关节软骨在载荷为 10 N、接触时间为 60 s、滑动速度为 1 mm/s 时液相流动云图（滑动距离为 12 mm）。相关研究结果表明：液相从仿生关节软骨的内部渗出，起到润

滑的作用;与此同时,有大量的液相流回仿生关节表层,因此仿生关节软骨的水含量增加,其力学性能得到恢复。这种润滑方式为提升润滑。在液体润滑状态下,正是由于仿生关节软骨具有多孔网状结构,所以仿生关节软骨可以重复地溶胀,进而保证仿生关节软骨具有较高的液体承载能力;并且液膜可以在滑动摩擦时形成,进而减小整个系统的摩擦系数。

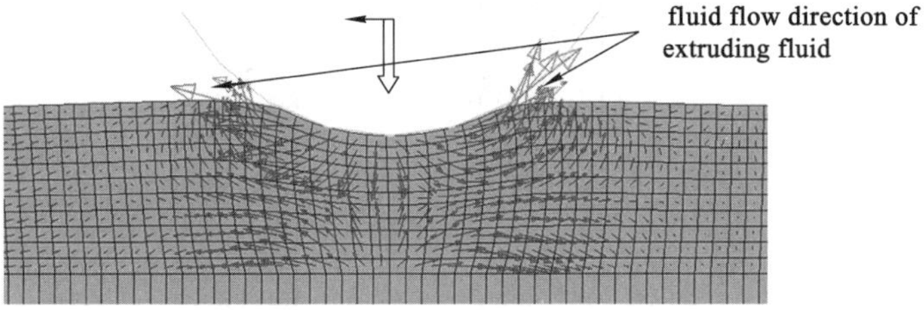

图 4-20 仿生关节软骨液相流动云图(滑动距离为 12 mm)

4.4 仿生关节软骨滑动摩擦行为分析

4.4.1 仿生关节软骨的滑动速度依赖性研究

图 4-21 示出了在不同滑动速度下仿生关节软骨的摩擦系数。从图 4-21 中可以看出:在不同滑动速度下,仿生关节软骨摩擦系数的变化趋势基本一致(其摩擦系数都先上升后趋于稳定)。仿生关节软骨表面不完全平整,在摩擦初始阶段,仿生关节软骨摩擦处于跑和阶段,因此摩擦系数逐渐增大;随着摩擦的继续,钴铬钼合金球与仿生关节软骨的摩擦趋于稳定,仿生关节软骨摩擦系数逐渐稳定。同时,随着滑动速度的增大,仿生关节软骨摩擦系数呈现先上升后下降的变化趋势。

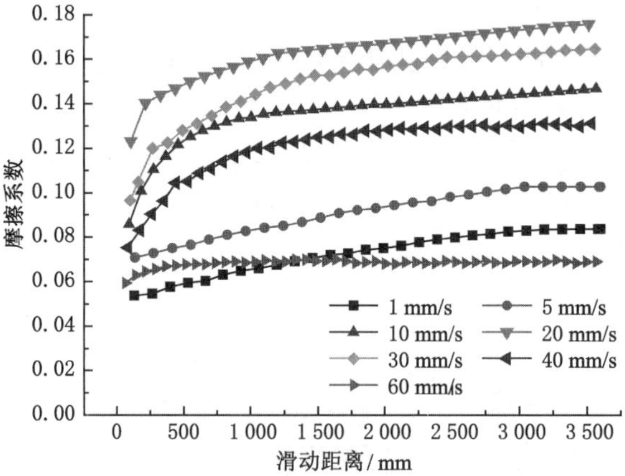

图 4-21 不同滑动速度下仿生关节软骨摩擦系数

根据吸附-排斥模型,当水凝胶与材料表面有吸附作用时,摩擦力主要来源于两个方面:① 水凝胶被材料表面吸附的高分子链滴拉伸变形而产生的弹性变形力;② 润滑层流体表现出的黏性力。在低滑动速度时,水凝胶与材料表面以弹性摩擦为主;在高滑动速度时,其以流体黏滞阻力为主(见图 4-22)。

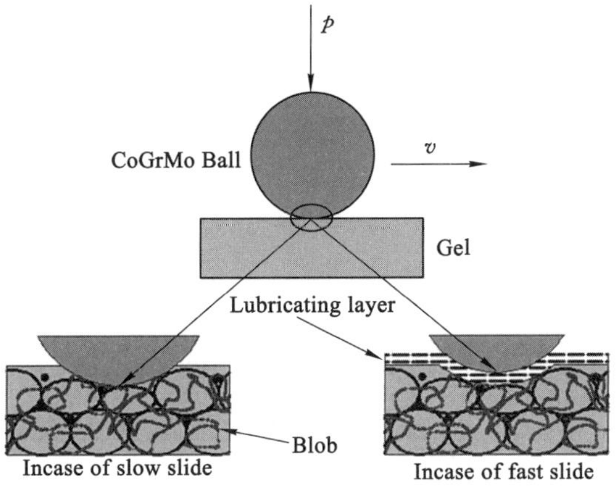

图 4-22　水凝胶的吸附—排斥模型

仿生关节软骨与钴铬钼合金球表面有吸附作用。在其吸附作用下，当滑动速度较小时，仿生关节软骨的摩擦力主要来源于高分子链滴的弹性力。摩擦力 F 与接触区高分子链的吸附数 m、滑动速度 v、高分子链滴的吸附时间 τ 有关。吸附时间 τ 随着滑动速度 v 的增大而减小。当滑动速度 v 较小时，吸附破坏较少，吸附时间 τ 变化不明显。因此随着滑动速度 v 的增加，摩擦力 F 逐渐增大，当滑动速度 v 增大到一定值时，吸附破坏比较严重，吸附时间 τ 大幅度下降，摩擦力 F 开始下降。因此 F-v 关系曲线随着滑动速度 v 的增大会出现峰值。之后，随着滑动速度 v 的继续增大，仿生关节软骨的高分子链滴与摩擦材料间的吸附几乎被破坏完全，摩擦界面之间的摩擦机理转变为流体动力润滑。因此 F 随着 v 的增大而增大。水凝胶仿生关节软骨摩擦力与滑动速度的关系如图 4-23 所示。

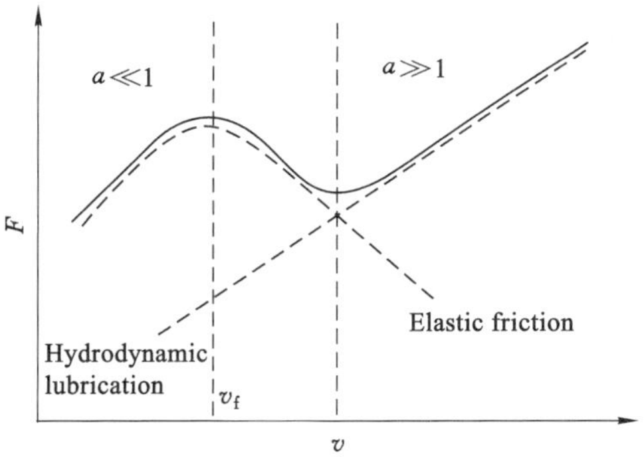

-23　水凝胶仿生关节软骨摩擦力与滑动速度的关系

图 4-24 示出了试验获得的仿生关节软骨平均摩擦系数与滑动速度的关系。从图 4-24 中可以看出：随着滑动速度的增大，仿生关节软骨平均摩擦系数呈现先上升后下降的变化趋势；并且在滑动速度为 20 mm/s 左右时，其平均摩擦系数出现最大值。将滑动速度在 1～60 mm/s 的仿生关节软骨平均摩擦系数与滑动速度的关系进行拟合，得到仿生关节软骨摩擦系数与滑动速度的关系方程为：

$$\mu = 0.061 + 0.0083v - 1.8\times10^{-4}v^2 - 4.9\times10^{-7}v^3 + 2.1\times10^{-8}v^4 \tag{4-4}$$

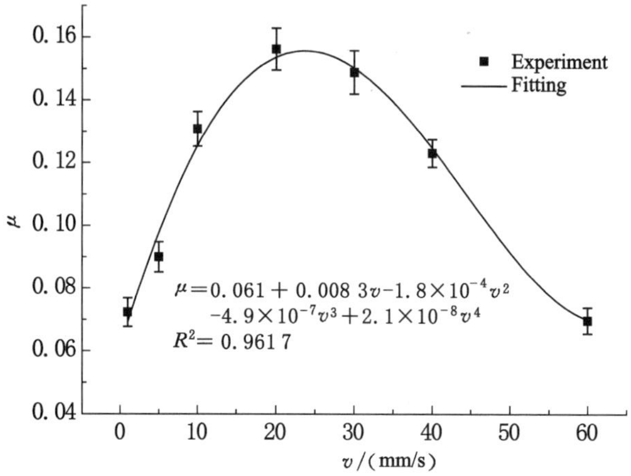

图 4-24　仿生关节软骨平均摩擦系数与滑动速度的关系

将仿生关节软骨平均摩擦系数与滑动速度的关系方程求导得到其平均摩擦系数最大时的滑动速度约为 24 mm/s，此时其平均摩擦系数其最大为 0.157。滑动速度在 1～60 mm/s 时，没有出现流体动力润滑。这说明仿生关节软骨与钴铬钼合金球之间的流体动力润滑在更快的滑动速度下出现。

随着摩擦速度的增加，润滑介质可进入到仿生关节软骨与摩擦材料之间，形成流体润滑层。因此接触界面的摩擦机理发生改变：摩擦力由低摩擦速度时的吸附链的弹性变形力变为摩擦速度时的流体黏滞阻力。摩擦力与介质黏度、滑动速度及正压力存在如下关系：

$$F \approx A(\eta v p)^{1/2} \tag{4-5}$$

式中　A——前置因子；

η——润滑介质的黏度；

v——滑动速度；

p——正压力。

摩擦速度由低速向高速变化时，在 F-v 的关系曲线中会出现转变点（即存在 v_f，v_f 为黏弹-流体动力转变速度）。v_f 与被吸附高分子链滴的特征松弛时间 τ_f 有关，即有：

$$v_f \approx R_F/\tau_f \tag{4-6}$$

式中，R_F 为吸附的高分子链滴的半径。

凝胶的弹性模量满足下列关系：

$$E \cong TR_F^{-3}$$
$$R_F = (T/E)^{1/3} \tag{4-7}$$

由于

$$\tau_f \cong \eta R_F^3/T$$

因此

$$\tau_f \cong \eta/ET = k_B T_K$$

式中　k_B——波尔兹曼常数；

T_K——绝对温度。

将相关参数输入到以上公式获得的黏弹-流体动力转变速度远大于实际获得的黏弹-液体动力转变速度。这是由于公式 $v_f \approx R_F/\tau_f$ 是根据水凝胶高分子链滴的松弛行为得到的。只有与钴铬钼合金球接触的水凝胶高分子链滴(设其总的数量为 m_0)全部被吸附的情况下，其 v_f 才可用公式计算获得。而在实际的钴铬钼合金球与仿生关节软骨摩擦体系中,只有一部分水凝胶高分子链滴被钴铬钼合金球吸附,即有 $m<m_0$。被吸附的高分子链滴在较低的滑动摩擦速度 v 下就可被破坏。因此,$v_{f实际}<v_{f理论}$。

4.4.2 滑动摩擦速度对仿生关节软骨液体承载能力的影响

图 4-25 示出了有限元模拟获得的不同滑动速度下仿生关节软骨的摩擦剪切应力。从图 4-25 中可以看出:随着滑动速度的增大,仿生关节软骨的摩擦剪切应力呈现先上升后下降的变化趋势。这也与试验获得的其平均摩擦系数的变化规律一致。当滑动速度从 1 mm/s增大到 20 mm/s 时,仿生关节软骨的摩擦剪切应力从 1.67×10^{-2} MPa 增大到了 3.29×10^{-2} MPa;当滑动速度从 20 mm/s 增大到 40 mm/s 时,仿生关节软骨的摩擦剪切应力反而从 3.29×10^{-2} MPa 减小到了 2.57×10^{-2} MPa。

图 4-26 示出了在载荷 10 N 时、不同滑动速度下仿生关节软骨的液体流动速度。从图 4-26中可以看出:随着滑动速度的增大,仿生关节软骨与钴铬钼合金球接触区域的液体流动速度呈现先上升后下降的变化趋势。正是由于仿生关节软骨液体流动速度随滑动速度的这种变化引起仿生关节软骨接触区域的液体流失呈现先上升后下降的变化。因此,仿生关节软骨的液体承载能力呈现先下降后上升的变化。

图 4-27 示出了在不同滑动速度下仿生关节软骨的液体承载能力曲线。从图 4-27 中可以看出:随着滑动速度的增大,仿生关节软骨的液体承载能力呈现先下降后上升的变化趋势。这是由于随着滑动速度的增大,仿生关节软骨与钴铬钼合金球接触区域的液体流动速度呈现先上升后下降的变化趋势,仿生关节软骨接触区域的液体流失呈现先上升后下降的变化趋势。因此,仿生关节软骨的液体承载能力呈现先下降后上升的变化趋势。

图 4-28 示出了仿生关节软骨摩擦系数与液体承载能力的关系曲线。从图 4-28 中可以看出:仿生关节软骨摩擦系数随着液体承载能力的下降而逐渐增大,呈现逆相关。对仿生关节软骨摩擦系数与液体承载能力的关系拟合发现,仿生关节软骨摩擦系数与液体承载能力的关系方程为:

$$\mu=1.17-1.51W^f/W$$

这与阿提什提出的摩擦系数与液体承载能力的理论模型

$$\mu_{eff}=\mu_{eq}[1-(1-\varphi)W^f/W]$$

相一致。相关研究结果表明:仿生关节软骨在滑动摩擦下,在液体承载能力较高时,其摩擦系数较低,然而随着液体承载能力 W^f/W 的减小,其摩擦系数 μ 逐渐增大;当滑动速度为 20 mm/s 时,液体承载能力 W^f/W 最低(仅为 0.665),进而仿生关节软骨的摩擦系数最大(为 0.156);当滑动速度分别为 1 mm/s、60 mm/s 时,液体承载能力 W^f/W 分别为 0.722、0.726,其摩擦系数分别为 0.072、0.069。由此可以看出:液体承载能力对于仿生关节软骨摩擦系数的影响是巨大的。

4.4.3 载荷对仿生关节软骨滑动摩擦的影响

图 4-29 示出了在不同载荷下仿生关节软骨随时间变化的摩擦系数曲线。从图 4-29 中

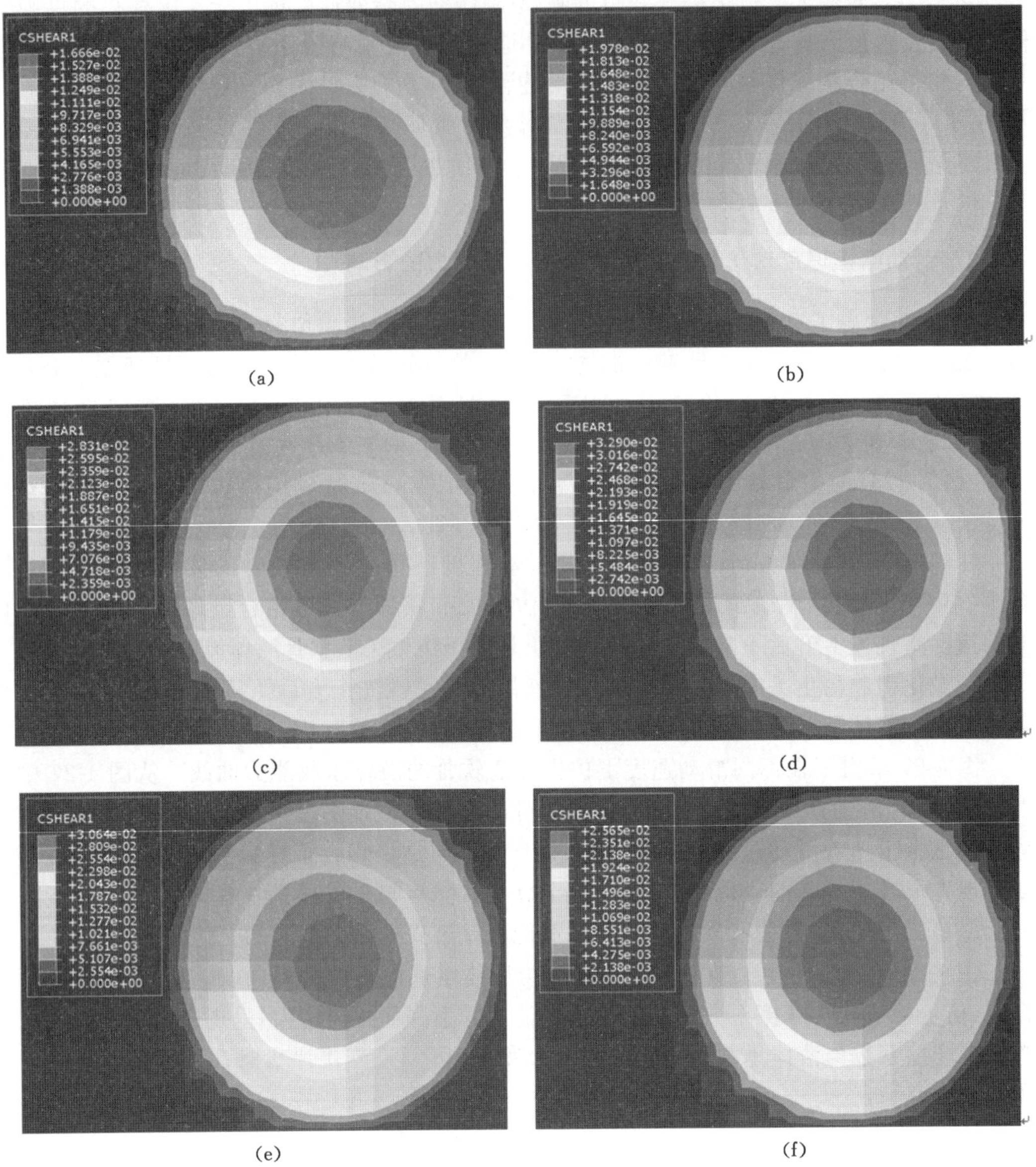

图 4-25　不同滑动速度下仿生关节软骨摩擦剪切应力云图

(a) 1 mm/s;(b) 5 mm/s;(c) 10 mm/s;(d) 20 mm/s;(e) 30 mm/s;(f) 40 mm/s

可以看出:在不同载荷下,仿生关节软骨随时间变化的摩擦系数的变化趋势基本一致;其摩擦系数都先上升后趋于稳定。这是在摩擦初始阶段,摩擦处于跑和阶段,因此仿生关节软骨的摩擦系数逐渐增大。随着摩擦的继续进行,钴铬钼合金球与仿生关节软骨的摩擦趋于稳定,其摩擦系数逐渐稳定。同时,随着载荷的增大,其摩擦系数逐渐增大,并且达到平衡的时间缩短。

在仿生关节软骨与摩擦材料有吸附作用的情况下,被吸附仿生关节高分子链滴的数量 m 随正压力(p)的增大而增加。在低滑动速度下,摩擦力 $F\propto mv\tau$,而 $m\propto p$,因而 F 随 p 的

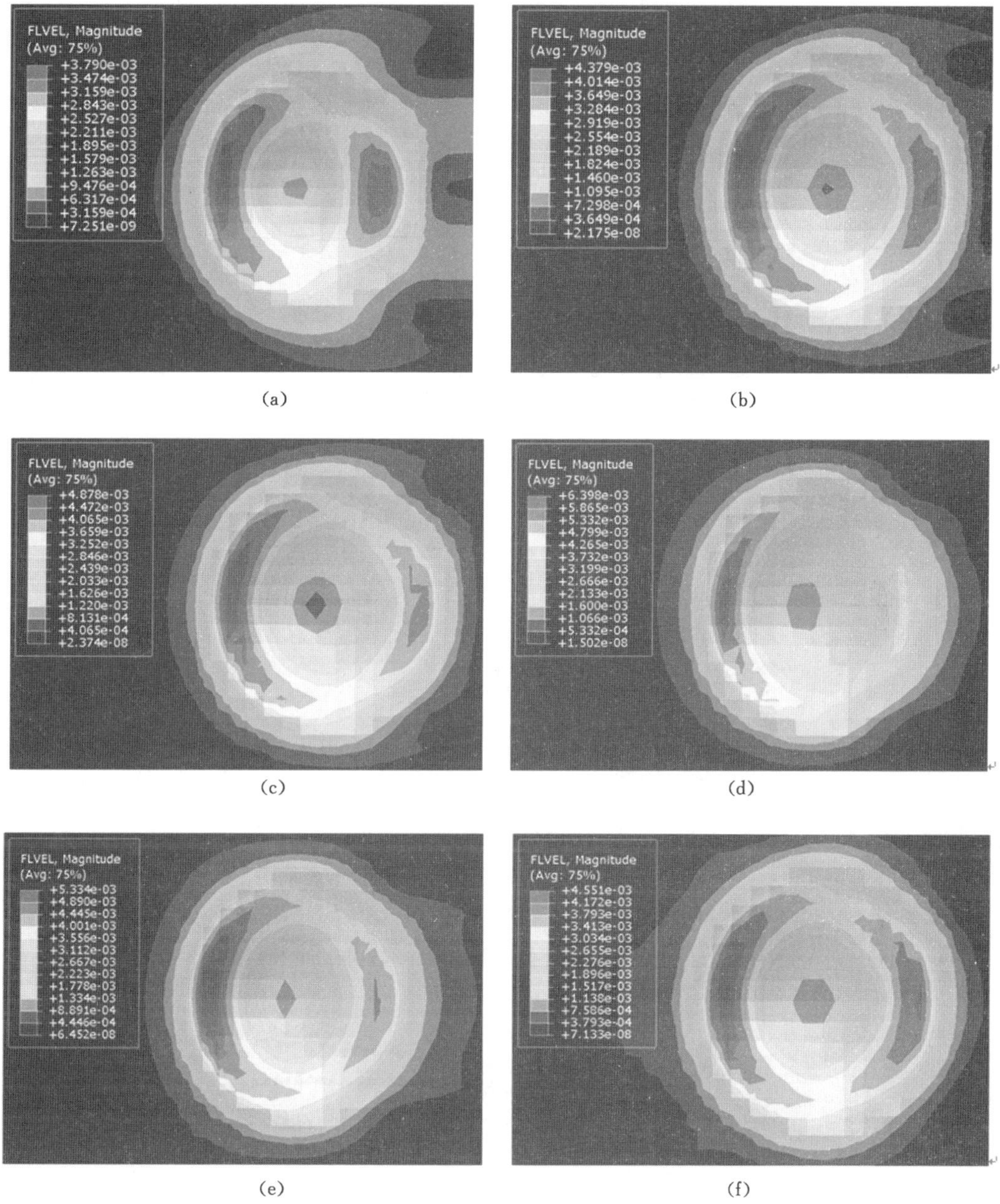

图 4-26　不同滑动速度下仿生关节软骨的液体流动速度云图

(a) 1 mm/s;(b) 5 mm/s;(c) 10 mm/s;(d) 20 mm/s;

(e) 30 mm/s;(f) 40 mm/s

增加而增大。

图 4-30 示出了仿生关节软骨摩擦系数与载荷的关系曲线。从图 4-30 中可以看出：随着载荷的增大，仿生关节软骨摩擦系数逐渐增大。根据吸附理论中摩擦与载荷的关系，对仿生关节软骨摩擦系数与法向载荷拟合，得到的关系方程为：

$$\mu=0.077p^{0.28}$$

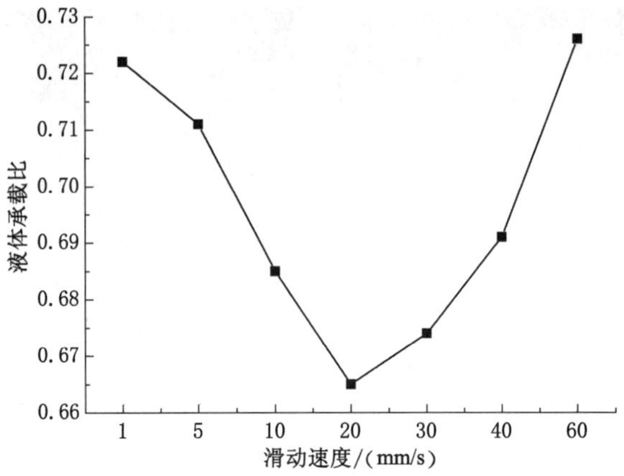

图 4-27　不同滑动速度下仿生关节软骨的液体承载能力

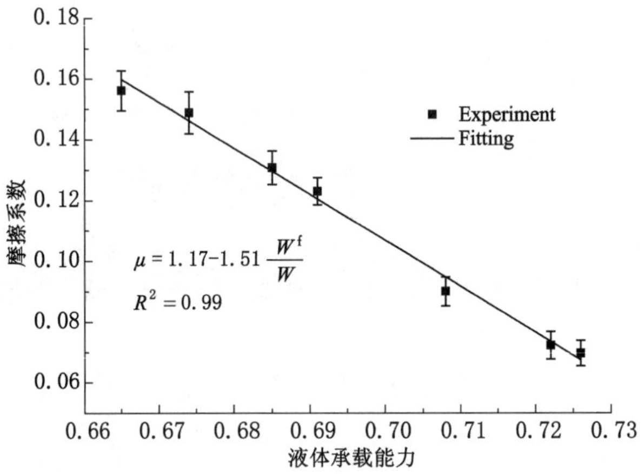

图 4-28　仿生关节软骨摩擦系数与液体承载能力的关系曲线

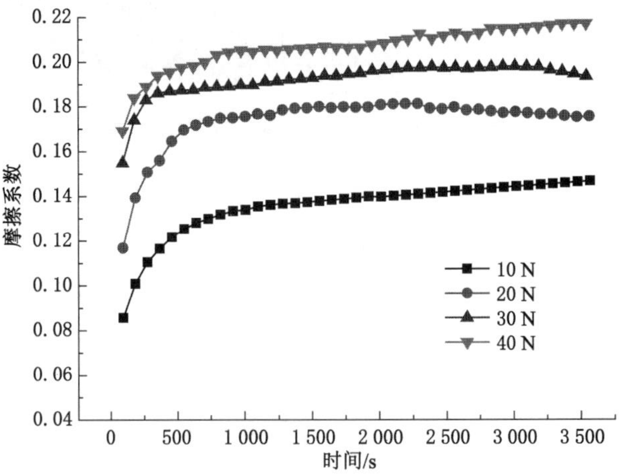

图 4-29　在不同载荷下仿生关节软骨随时间变化的摩擦系数曲线

因此可以得出：仿生关节软骨在滑动摩擦时，其摩擦系数与载荷呈现幂函数的关系。

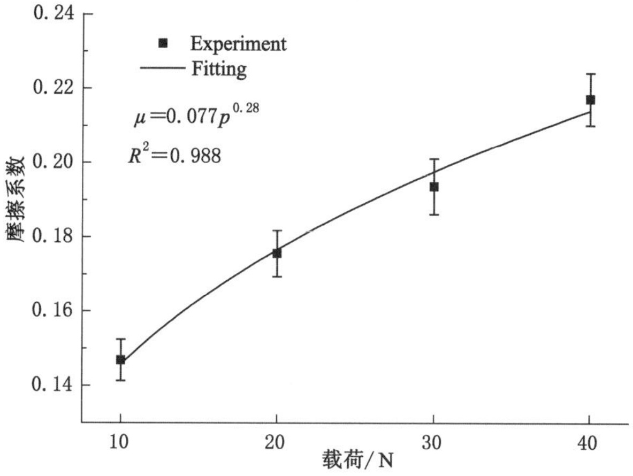

图 4-30　仿生关节软骨摩擦系数与载荷的关系曲线

图 4-31 示出了在不同载荷下仿生关节软骨的变形量。由图 4-31 可以看出：随着载荷增大，仿生关节软骨变形深度逐渐增大；随着载荷增大，仿生关节软骨摩擦系数逐渐增大。一方面，随着载荷增大，仿生关节软骨的变形量逐渐增大，滑动摩擦需要克服仿生关节软骨的变形力增大。另一方面，随着载荷增大，钴铬钼合金球与仿生关节软骨的接触面积增大，被吸附仿生关节高分子链滴的数量随正压力的增大而增加（如图 4-32 所示）。在低滑动速度下，由于摩擦力 $F\infty mv\tau$，而 $m\infty p$，因而 F 随 p 的增加而增大。因此，仿生关节软骨的滑动摩擦系数随载荷的增大而逐渐增大。

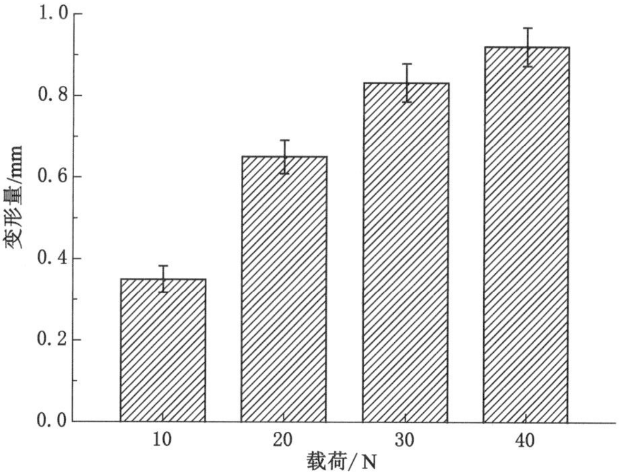

图 4-31　在不同载荷下仿生关节软骨的变形量

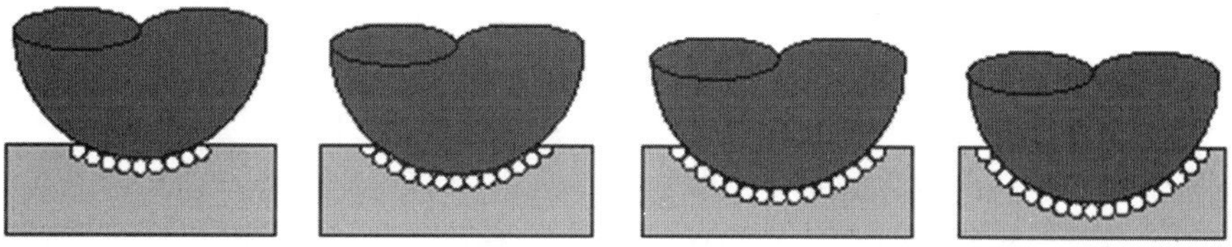

图 4-32　仿生关节高分子链滴数量与正压力的关系曲线

4.4.4 载荷对仿生关节软骨液体承载能力的影响

图 4-33 示出了有限元模拟获得的在不同载荷下仿生关节软骨的摩擦剪切应力云图。从图 4-33 中可以看出：随着载荷的增大，仿生关节软骨的摩擦剪切应力逐渐增大。这也与试验获得的摩擦系数的变化规律一致。当载荷从 10 N 增大到 40 N 时，仿生关节软骨的摩擦剪切应力从 2.831×10^{-2} MPa 增大到 1.139×10^{-2} MPa。随着载荷的增大，钴铬钼合金球与仿生关节软骨接触区的液相流失增加，仿生关节软骨固相基质对钴铬钼合金球滑行的阻力增大，进而引起摩擦剪切应力增大。

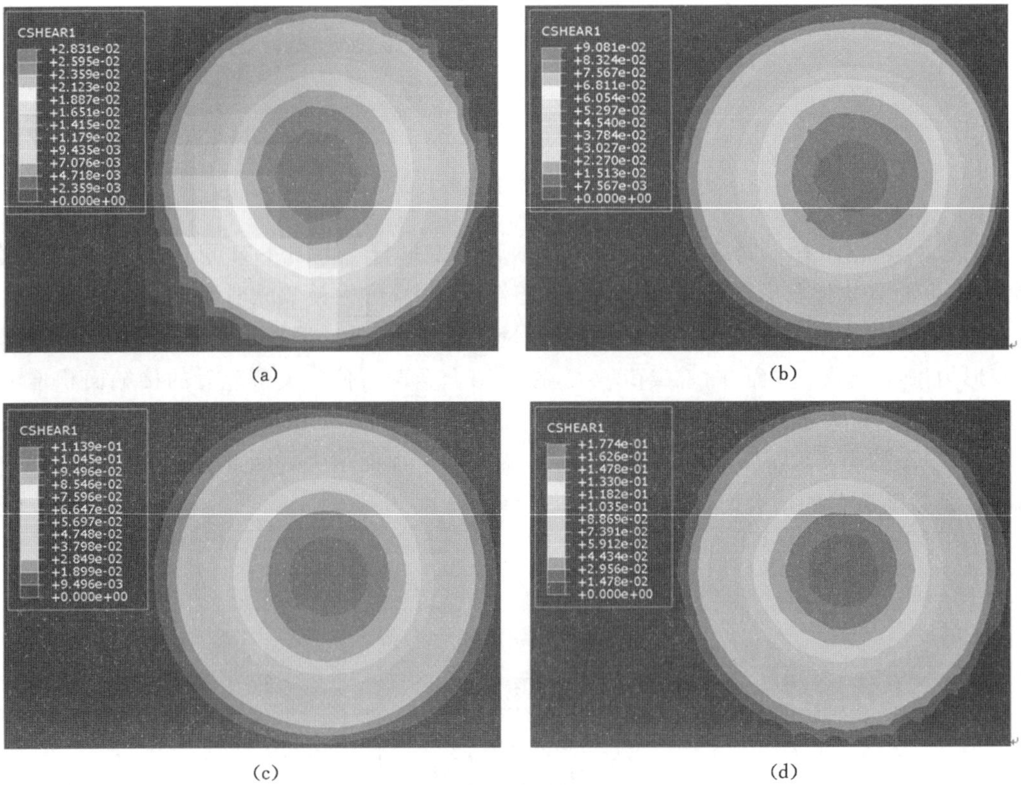

图 4-33 不同载荷下仿生关节软骨的摩擦剪切应力云图

(a) 10 N；(b) 20 N；(c) 30 N；(d) 40 N

图 4-34 示出了当滑动速度为 10 mm/s 时，在不同载荷下仿生关节软骨的液体流动速度云图。从图 4-34 中可以看出：随着载荷的增大，仿生关节软骨与钴铬钼合金球接触区域的液体流动速度呈现上升的变化趋势。正是由于仿生关节软骨液体流动速度随载荷逐渐增大，所以仿生关节软骨接触区域的液体流失增多。因此，仿生关节软骨的液体承载能力随载荷增大而逐渐降低。

图 4-35 示出了在不同载荷下仿生关节软骨的液体承载能力曲线。从图 4-35 中可以看出：随着载荷的增大，仿生关节软骨的液体承载能力呈现下降的变化趋势。这是由于随着载荷的增大，仿生关节软骨与钴铬钼合金球接触区域的液体流动速度增大（如图 4-34 所示），仿生关节软骨接触区域的液体流失呈现上升的趋势。因此，仿生关节软骨的液体承载能力逐渐下降。

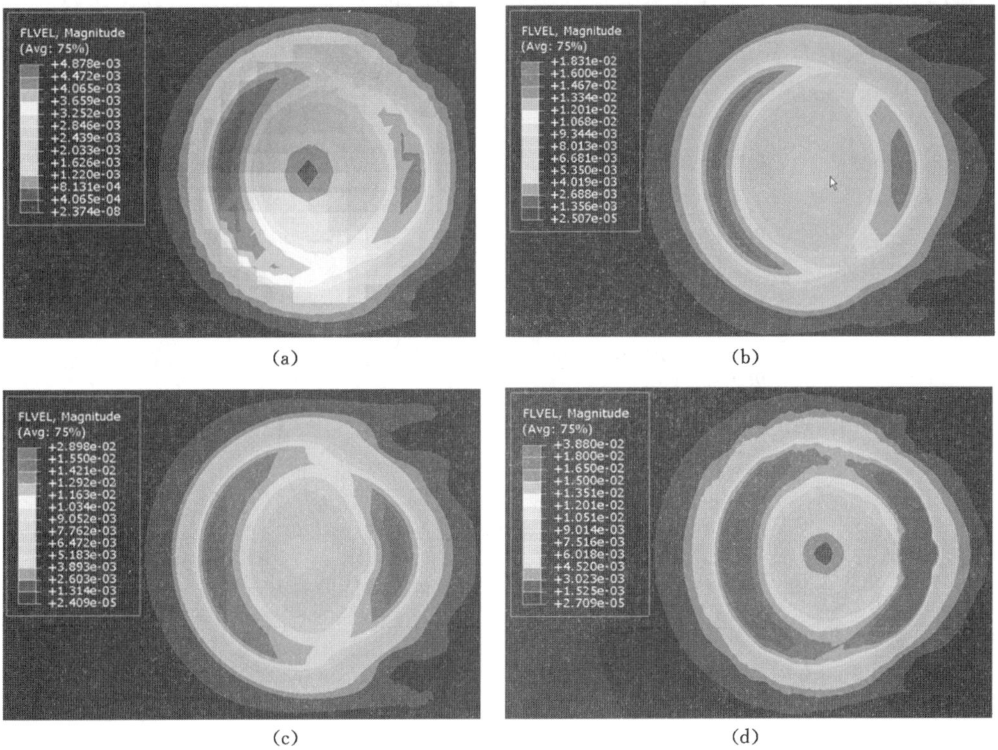

图 4-34　不同载荷下仿生关节软骨的液体流动速度云图

(a) 10 N;(b) 20 N;(c) 30 N;(d) 40 N

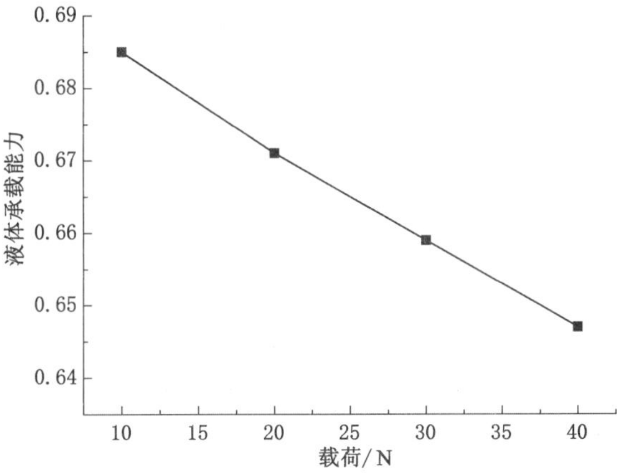

图 4-35　在不同载荷下仿生关节软骨的液体承载能力曲线

图 4-36 示出了仿生关节软骨摩擦系数与液体承载能力的关系曲线。从图 4-36 中可以看出:仿生关节软骨摩擦系数随着液体承载能力的下降而逐渐增大,呈现逆相关性。对仿生关节软骨摩擦系数与液体承载能力的关系曲线拟合发现,仿生关节软骨摩擦系数与液体承载能力的关系方程为:

$$\mu = 1.4 - 1.83W^{f}/W$$

相关研究结果表明:仿生关节软骨在滑动摩擦时,其摩擦系数较低,液体承载能力较高。然而随着液体承载能力 W^f/W 的减小,摩擦系数 μ 逐渐增大。当载荷从 10 N 增大到 40 N 时,W^f/W 从 0.685 降低到 0.647,μ 由 0.147 增大到 0.217。

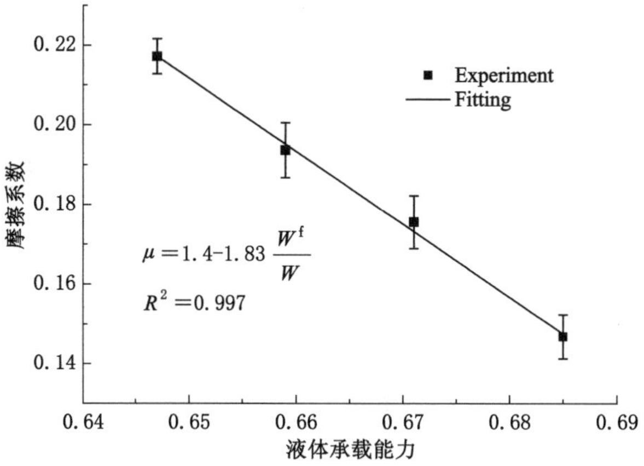

图 4-36 仿生关节软骨摩擦系数与液体承载能力的关系曲线

4.5 本章小结

通过试验及其结果分析,本章得出如下结论。

(1) 随着载荷、接触时间的增大,仿生关节软骨的液相流动速度增大,仿生关节软骨内部的液相流失,仿生关节软骨的液体承载能力减小,仿生关节软骨启动摩擦阻力增大。滑动速度的增加,摩擦副可以快速滑离变形区,液体承载能力增大,仿生关节软骨启动摩擦阻力减小;仿生关节软骨内部液相从接触表面渗出,起到承载的作用,且仿生关节可以重复地溶胀,保证仿生关节软骨具有较高的液体承载能力以及力学性能恢复能力。

(2) 随着滑动速度的增大,仿生关节软骨摩擦力会出现峰值;随着滑动速度的继续增大,仿生关节软骨的高分子链滴与摩擦材料间的吸附几乎被破坏完全,摩擦界面之间的摩擦机理转变为流体动力润滑;随着滑动速度的继续增大,仿生关节软骨的摩擦剪切应力、液体流动速度呈现先上升后下降的变化趋势,因此仿生关节软骨的液体承载能力呈现先下降后上升的变化。仿生关节软骨摩擦系数与液体承载能力的关系方程为:$\mu=1.17-1.51W^f/W$。当滑动速度为 20 mm/s 时,仿生关节软骨的液体承载能力 W^f/W 最低,进而其摩擦系数最大。

(3) 仿生关节软骨与摩擦材料有吸附作用的情况下,被吸附高分子链滴的数量随正压力的增大而增加。在低滑动速度下,摩擦力 F 随 p 的增加而增大。根据吸附理论,对仿生关节软骨摩擦系数与法向载荷拟合,其关系方程为:$\mu=0.125\,48+0.006\,94p^{1/3}$,因此得出仿生关节软骨在滑动摩擦时,仿生关节软骨摩擦系数与载荷呈现幂函数的关系。

(4) 随着载荷的增大,仿生关节软骨的摩擦剪切应力、液体流动速度逐渐增大,液体流失呈现上升的趋势,仿生关节软骨的液体承载能力逐渐下降。仿生关节软骨摩擦系数与液体承载能力的关系方程为:$\mu=1.4-1.83W^f/W$。

第 5 章　仿生关节软骨摆动摩擦行为研究

5.1　引　　言

人体的髋关节、膝关节是人体中重要的承重关节，是人体运动的核心部件。人体的髋关节由股骨头与髋臼组成，是球窝状结构关节。在日常的人体生理活动中，髋关节的基本运动方向有屈伸、内收外展、内外旋及环转。膝关节主要是由股骨远端、胫骨近端和髌骨组成，属于滑膜关节。在日常的人体生活中，膝关节活动方式有屈伸、内收外展、内外旋及前后位水平移动。正是由于髋、膝关节的这些运动方式才使得人体能够做出各种复杂的运动。其中，更重要的是关节表面覆盖着一层关节软骨。在人体运动时，关节软骨起到缓冲载荷，提供两相润滑及液体承载进而减小摩擦的作用，使得髋、膝关节极少发生磨损。由于软骨自身的修复能力有限，长期的软骨损伤会导致严重的骨关节炎。因此对仿生关节软骨的摩擦磨损性能研究至关重要。国内外研究者，对于仿生关节软骨的摩擦磨损行为研究主要集中在切向滑动摩擦，对于髋、膝关节运动方式中的屈伸和内收外展、关节接触面之间发生的相对摆动摩擦研究甚少。因此，研究并了解仿生关节软骨在摆动运动下的生物摩擦学行为及润滑机理意义就更为重大。本章利用改造的摆动摩擦磨损试验机考察 PVA/HA 复合水凝胶仿生关节软骨的摆动摩擦行为，研究载荷及摆动角度对仿生关节软骨摩擦行为的影响；利用有限元模拟的方法，建立仿生关节软骨的摆动摩擦模型，研究摆动摩擦下仿生关节软骨的液体承载机制及润滑机理，进而获得仿生关节软骨的摆动摩擦与液体承载的关联关系，为仿生关节修复材料的研究提供理论基础。

5.2　试验材料与方法

5.2.1　仿生关节软骨的制备

仿生关节软骨的制备方法与第 2.2.1 节的相同。

5.2.2　试验装置与试验参数

图 5-1 示出了基于多自由度材料磨损试验机改造的摆动摩擦磨损试验机。摆动摩擦磨损试验机主要包括载荷施加系统、摆动驱动系统、控制与数据采集系统等部分。载荷施加系统由凸轮 1、2 以及电机 9 组成。通过电机 9 控制凸轮 1 的运动，调节凸轮 1 与凸轮 2 的中心距离，使上下试样接触，进而对试样施加一定载荷。摆动驱动系统是由摆动臂 3、摆动控制电机 4 组成。钴铬钼合金球 8 通过夹具固定在摆动臂 3 上。钴铬钼合金球的中心与摆动

臂的摆动轴线在同一条直线上，利用电机 4 控制摆动臂的运动。在试样槽 7 的下方有三维力载荷传感器 6。该力载荷传感器用于测定加载力，并且用于测量摩擦过程中的试验过程中的摩擦阻力。

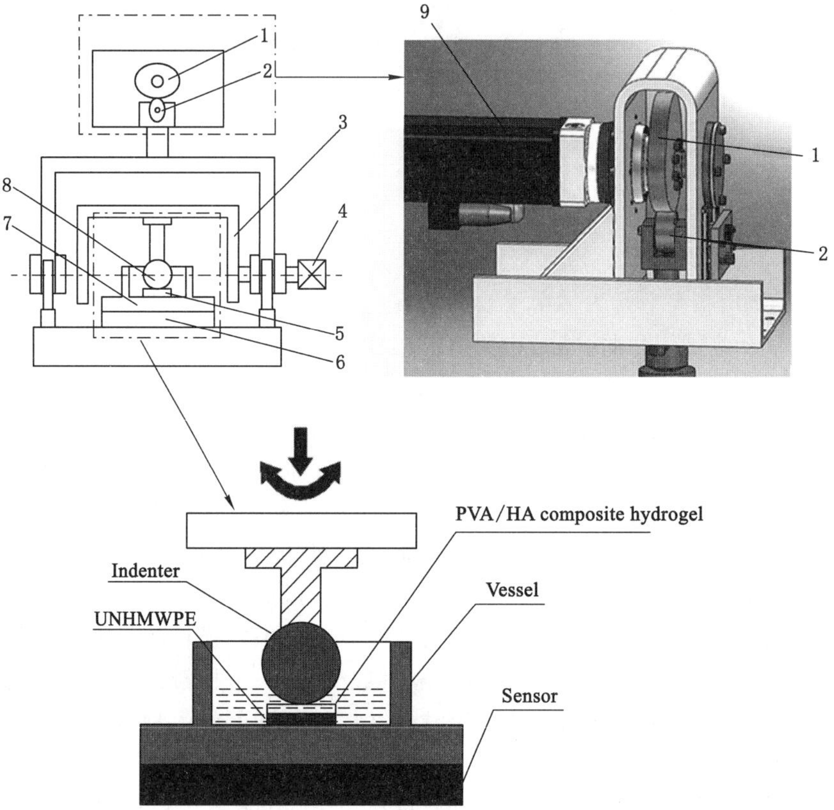

图 5-1　摆动摩擦试验的示意图

1——大凸轮；2——小凸轮；3——摆动臂；4——电机；5——PVA/HA 复合水凝胶；
6——力载荷传感器；7——试样槽；8——钴铬钼合金球；9——电机

使用改造的摆动摩擦磨损试验机开展钴铬钼合金球与 PVA/HA 复合水凝胶仿生关节软骨之间在不同载荷和不同摆动角度下的摆动摩擦试验。钴铬钼合金球的直径为 28 mm，仿生关节软骨试样直径大小为 30 mm，仿生关节软骨的厚度为 2 mm，试验中的载荷分别为 10 N、20 N、30 N，摆动角度分别为 5°、10°、15°。其试验参数如表 5-1 所示。

表 5-1　　仿生关节软骨摆动摩擦试验参数

试验条件	参数
载荷/N	10,20,30
摆动角度/(°)	5,10,15
介质	小牛血清
钴铬钼合金球直径/mm	28
频率/Hz	1

5.2.3　仿生关节软骨的摆动摩擦有限元模型

根据摆动试验的参数建立钴铬钼合金球与仿生关节软骨摆动摩擦模型。PVA/HA 复合水凝胶仿生关节软骨的厚度为 2 mm，超高分子量聚乙烯基体的厚度为 2 mm，钴铬钼合金球的直径为 28 mm。利用圣维南法对模型进行简化，把钴铬钼合金球划分为 14 608 个 8 节点减缩积分实体单元(C3D8R)，把 PVA/HA 复合水凝胶仿生关节软骨划分为 22 560 个缩减积分的 8 节点孔隙压力实体单元(C3D8RP)，把超高分子量聚乙烯基体划分为 22 560 个 8 节点减缩积分实体单元(C3D8R)，得到钴铬钼合金球与仿生关节软骨的有限元摆动摩擦模型(如图 5-2 所示)。它们的材料属性如第 3.2.3 节所述。模拟分析中利用面面接触作用，将钴铬钼合金球表面设定为主平面，将仿生关节软骨设定为次平面。仿生关节软骨与超高分子量聚乙烯基体固定在一起，以约束超高分子量聚乙烯基体底面的水平位移、竖直位移、转动位移。仿生关节软骨周边区域的孔隙压力被设为 0。设定钴铬钼合金球的摆动角度分别 5°、10°、15°。

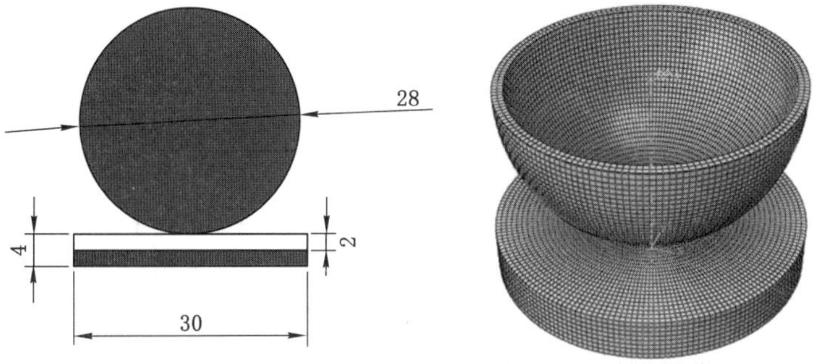

图 5-2　钴铬钼合金球与仿生关节软骨的摆动摩擦模型

5.3　载荷对仿生关节软骨摆动摩擦行为影响

图 5-3 示出了在摆动角度为 5°、不同载荷下仿生关节软骨的摩擦阻力。从图 5-3 中可以看出：随着载荷的增大，仿生关节软骨的摩擦阻力呈现增大的变化趋势。在 10 N 载荷下，仿生关节软骨的摩擦阻力一直处于较小的范围(约为 0.3 N)；当载荷增加到 20 N、30 N 时，仿生关节软骨表面在压应力和交变剪切力作用下发生变形，仿生关节软骨内的液相通过其内部的三维网状结构的孔隙，被挤到表面；仿生关节软骨的液相流失，引起仿生关节软骨变形增大；钴铬钼合金球与仿生关节软骨发生充分的接触，其摩擦阻力随之上升；随着摩擦的继续，钴铬钼合金球与仿生关节软骨的接触表面达到一个相对平衡的状态，其摩擦阻力变化不大。随着载荷的增大，仿生关节软骨摩擦阻力逐渐增大。这是由于随着载荷的增大，仿生关节软骨表面的液相流失逐渐增多，进而引起液体承载的下降和仿生关节软骨固相承载的增大，进而增加界面之间的吸附作用，仿生关节软骨摩擦阻力增大。

图 5-4 示出了有限元模拟获得的在载荷为 10 N、20 N、30 N，摆动角度为 5°时，仿生关节软骨在一个摆动周期的反作用力。从图 5-4 中可以看出：随着载荷的增加，反作用力呈现增大的变化趋势。这与摆动摩擦的试验结果(见图 5-3)相一致。在摆动摩擦开始之前(0 s)，钴铬钼合金球与仿生关节软骨在摩擦方向没有相对运动，此时在摩擦方向的反作用

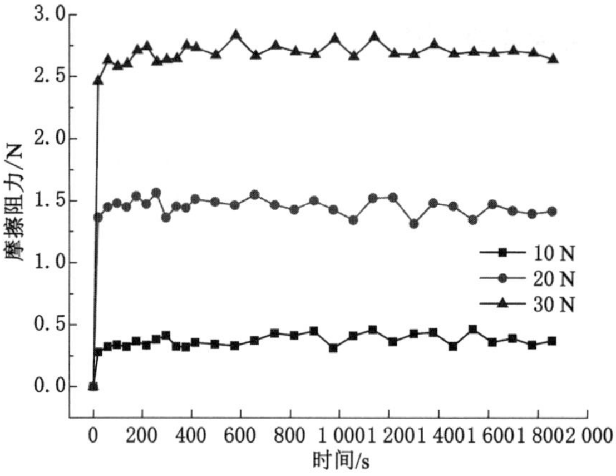

图 5-3 在摆动角度为 5°、不同载荷下仿生关节软骨的摩擦阻力

力为 0(规定仿生关节软骨的反作用力向左为负)。当摆动摩擦开始后，反作用力在负方向迅速增大。随着钴铬钼合金球摆动到 5°时(0.25 s)，钴铬钼合金球开始向正方向摆动，仿生关节软骨的反作用力迅速增大，并且保持相对稳定；一直到 0.75 s，钴铬钼合金球又向负方向运动，直至回到初始接触位置。当载荷为 10 N、20 N 时，钴铬钼合金球摆动至与仿生关节软骨初始接触位置时(0.5 s)，反作用力有明显的增大，这是由于在仿生关节软骨初始接触位置处的液体流失过多，液体承载能力下降所导致的。然而，在 30 N 载荷下，反作用力在 0.5 s 之后开始增大，这是由于仿生关节是一种黏弹性材料，所以在大载荷下其变形较大，会发生黏弹滞后现象，进而导致反作用力的增大延后。

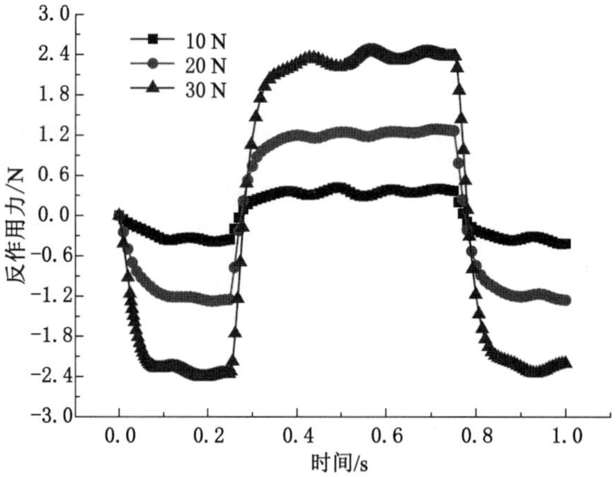

图 5-4 在摆动角度为 5°、不同载荷下仿生关节软骨在摩擦方向的反作用力

图 5-5 示出了在载荷为 10 N、20 N、30 N 下试验与有限元模拟的平均摩擦阻力。其结果表明：有限元模拟结果与试验结果有较好的一致性。当载荷分别为 10 N、20 N、30 N 时，有限元结果与试验结果的相对误差分别为 1.65%、10.91%、9.76%(见表 5-2)，并且有限元模拟结果都小于试验结果。这是由于在试验中仿生关节软骨的表面不能保证完全光滑，并且施加的载荷存在波动。

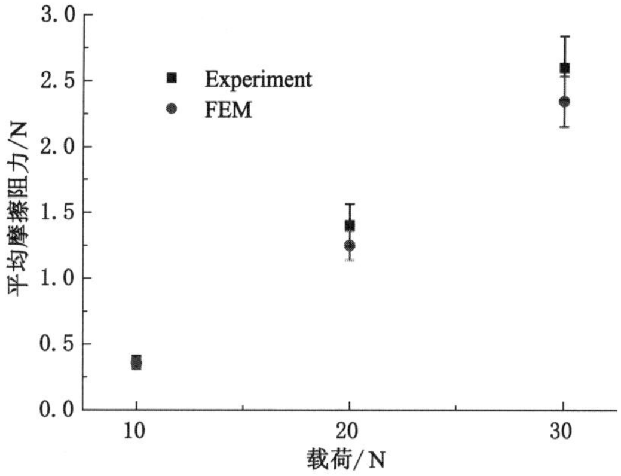

图 5-5　在不同载荷下试验与有限元模拟的平均摩擦阻力

表 5-2　　试验与有限元模拟的平均摩擦阻力

载荷/N	试验平均摩擦阻力/N	模拟平均摩擦阻力/N	相对误差/%
10	0.360 16	0.354 2	1.65
20	1.403 36	1.250 23	10.91
30	2.597	2.343 39	9.76

图 5-6 示出了仿生关节软骨摩擦系数与法向载荷的关系曲线。根据吸附排斥理论，在仿生关节软骨与摩擦材料有吸附作用的情况下，摩擦力主要来源于高分子链滴的拉伸弹性力。摩擦力 F 与单位面积内高分子链的吸附点数 m、滑动速率 v 和高分子链滴的吸附时间 τ 有关。被吸附高分子链滴的数量 m 随法向载荷 p 的增大而增加。在低速度下，$F \propto mv\tau$，而 $m \propto p$，因而 F 随 p 的增加而增大。因此仿生关节软骨摩擦系数也随法向载荷的增大而增加。仿生关节软骨摩擦系数与法向载荷的关系拟合方程为：$\mu = 0.006\,1p^{0.79}$。由此可以看出：仿生关节软骨摩擦系数与法向载荷呈幂函数相关。

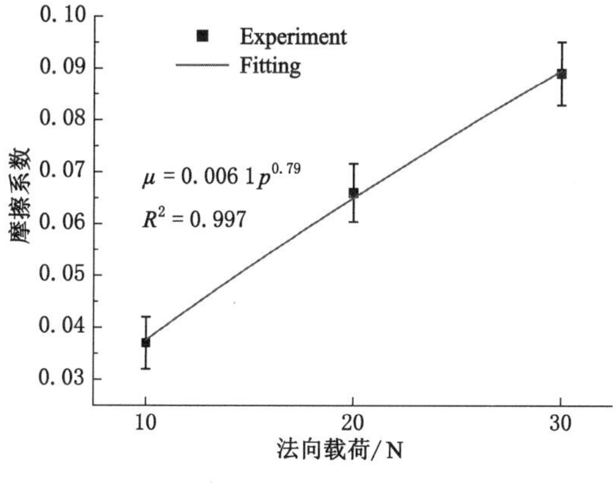

图 5-6　仿生关节软骨摩擦系数与法向载荷的关系曲线

5.4 载荷对仿生关节软骨液体承载能力影响

图 5-7 示出了在摆动角度为 5°、不同载荷下钴铬钼合金球与仿生关节软骨界面摆动摩擦过程中的接触应力云图。从图 5-7 中可以看出：随着载荷的增大，接触应力逐渐增大；在载荷分别为 10 N、20 N、30 N 时，钴铬钼合金球与仿生关节软骨界面的接触应力分别为 0.62 MPa、0.92 MPa、1.17 MPa。随着载荷的增大，钴铬钼合金球与仿生关节软骨的接触半径逐渐增大，因而其接触面积随着载荷的增大而逐渐增大（见表 5-3）。

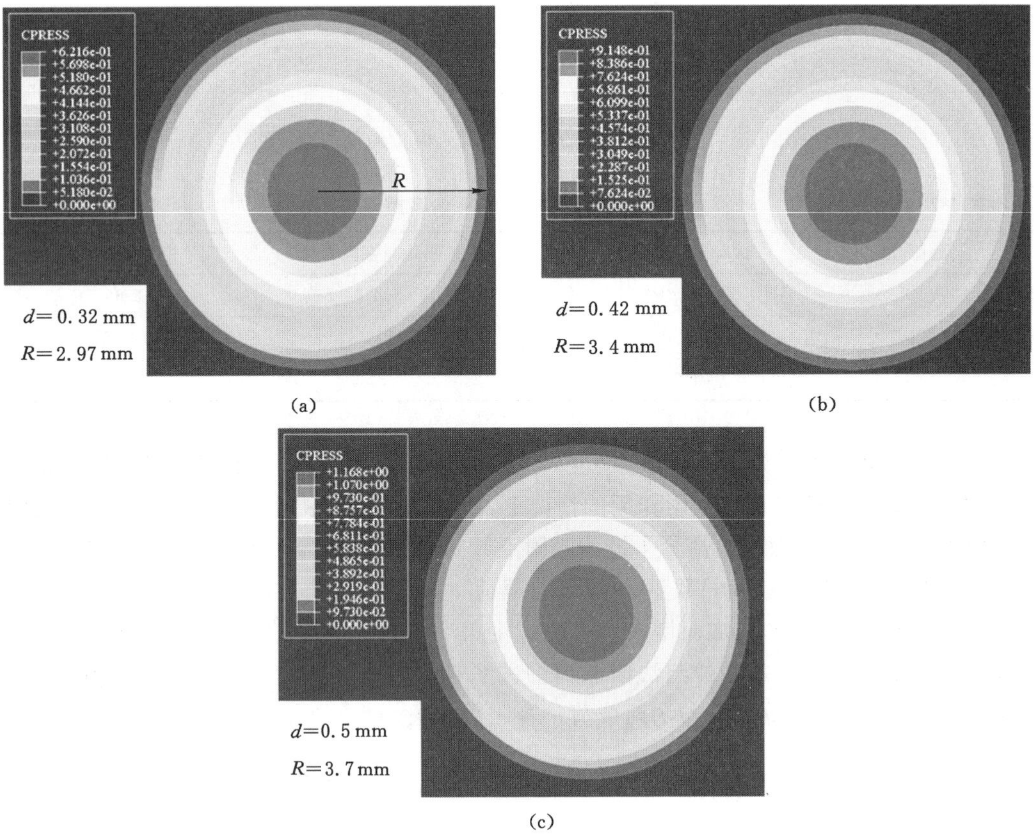

图 5-7　在摆动角度为 5°、不同载荷下仿生关节软骨的接触应力云图

(a) 10 N；(b) 20 N；(c) 30 N

由表 5-3 可以看出：随着载荷的增大，载荷与接触面积的比值（p/S）逐渐增大。这说明载荷的增加速度比接触面积的增加速度快。当载荷从 10 N 增大到 20 N，再从 20 N 增大到 30 N 时，p/S 值的增大幅度基本相同。这一变化趋势与钴铬钼合金球与仿生关节软骨界面的摩擦阻力的变化趋势一致。仿生关节软骨的初始孔隙比较大；仿生关节软骨在摆动摩擦过程中，钴铬钼合金球与仿生关节软骨接触界面的液相随着载荷的增大逐渐渗出流失。随着载荷的增大，仿生关节软骨接触界面的水分流失增多。这造成仿生关节软骨的结构发生变化——固相逐渐承载。这种结构变化导致仿生关节软骨孔隙比减小。仿生关节软骨接触区域的网状结构越紧密，其剪切强度越大，摩擦运动时其所需的能量也越大。因而随着载荷

的增大，在摆动摩擦过程中，仿生关节软骨的摩擦阻力随着载荷的增大而增大。

表 5-3　　在摆动角度为 5°、不同载荷条件下仿生关节软骨的接触参数

载荷 p/N	模拟深度/mm	接触面积 S/mm^2	p/S/MPa
10	0.32	28.13	0.36
20	0.42	36.93	0.54
30	0.5	43.96	0.68

图 5-8 示出了在摆动角度为 5°、不同载荷下仿生关节软骨的液体承载能力。其结果表明：随着载荷的增加，仿生关节软骨的液体承载能力下降；钴铬钼合金球与仿生关节软骨接触界面间的液体孔隙流动速度随着载荷的增加而增加（见图 5-9）。正是由于液体孔隙流动速度随着载荷增加而增加，所以钴铬钼合金球与仿生关节软骨接触区的液体流失严重，进而导致仿生关节软骨的液体承载能力下降。在一个摆动摩擦周期中，钴铬钼合金球与仿生关节软骨接触界面间的液体孔隙流动速度呈现波动状变化（见图 5-9）。这导致仿生关节软骨的液体承载能力在一个摆动周期中呈现浮动性变化。在摆动摩擦初始阶段，钴铬钼合金球与仿生关节软骨接触界面间的液体孔隙流动速度较高，仿生关节软骨的液体承载能力迅速下降，因而仿生关节软骨摩擦阻力会迅速上升，这与研究结果相一致。在仿生关节开始摩擦时，其摩擦阻力会有一个急剧的上升，即会有一个启动摩擦阻力。当摆动时间为 0.5 s 时，钴铬钼合金球表面中心到原点后逆向摆动，这时钴铬钼合金球与仿生关节软骨接触界面间的液体孔隙流动速度较小，这引起仿生关节软骨的液体承载能力增强。随着钴铬钼合金球的继续摆动（摆动时间为 0.9 s 时），钴铬钼合金球与仿生关节软骨接触界面间的液体孔隙流动速度又增大，与钴铬钼合金球接触的仿生关节软骨界面间的液体逐渐流失，这引起仿生关节软骨的液体承载能力又逐渐下降。但是在一个摆动周期内，仿生关节软骨的液体承载能力一直处于较高水平（其值>70%）。

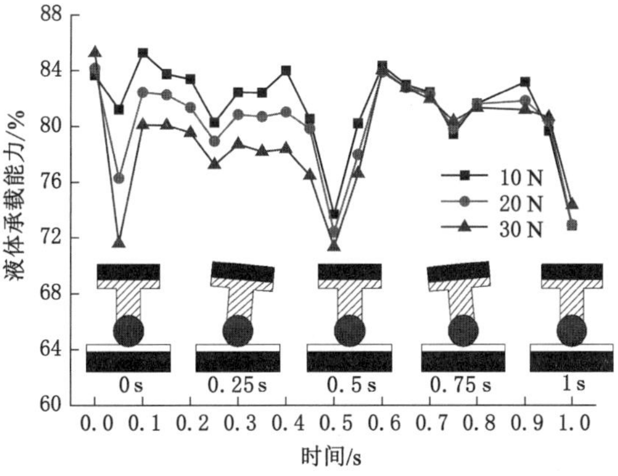

图 5-8　在摆动角度为 5°、不同载荷下仿生关节软骨的液体承载能力

图 5-10 示出了在摆动角度为 5°、不同载荷下仿生关节软骨的液体孔隙流动速度云图。从图 5-10 中可以看出：随着载荷的增大，仿生关节软骨表面的液体流动速度逐渐增大；特别是在钴铬钼合金球与仿生关节软骨接触的边缘，仿生关节软骨表面的液体流动速度最大。这是由于仿生关节软骨受到载荷时，接触中心的接触应力最大，接触中心的液体流向仿生关节软骨内

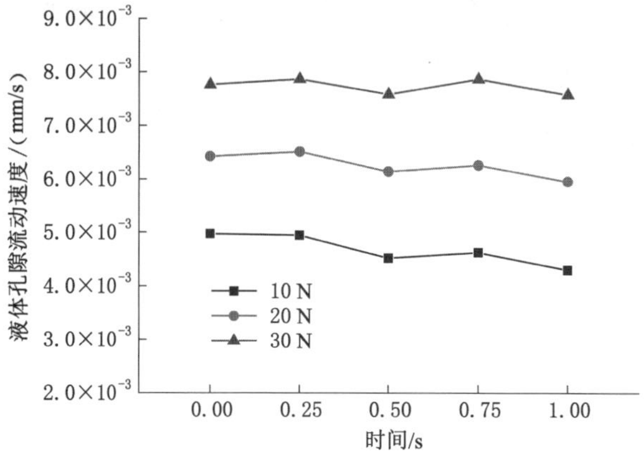

图 5-9　在摆动角度为 5°、不同载荷下仿生关节软骨的液体孔隙流动速度

部及接触边缘，因而在摆动摩擦时钴铬钼合金球与仿生关节软骨接触的边缘液体流动速度最大。随着载荷的增大，接触边缘处钴铬钼合金球与仿生关节软骨接触深度增大，接触半径 R 也逐渐增大。载荷由 10 N 增大到 30 N 时，接触半径 R 由 2.97 mm 增大到 3.7 mm。

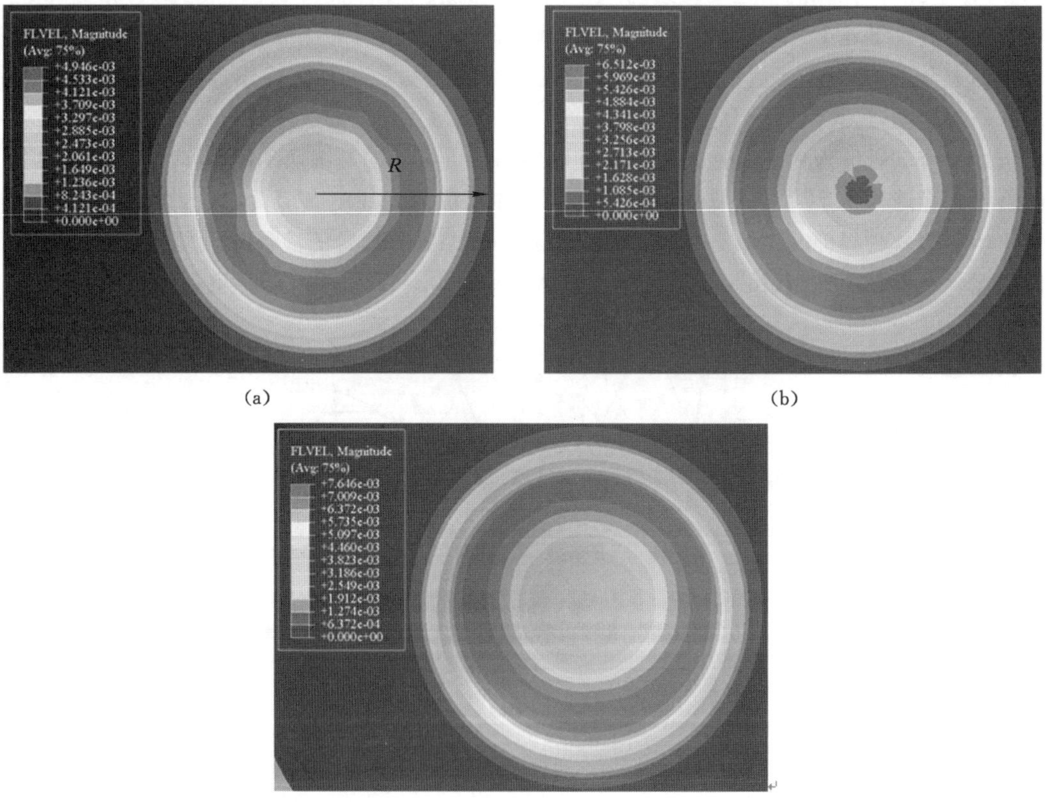

图 5-10　在摆动角度为 5°、不同载荷下仿生关节软骨液体孔隙流动速度云图

(a) 10 N；(b) 20 N；(c) 30 N

图 5-11 示出了在不同法向载荷下仿生关节软骨的摩擦系数与液体承载能力的关系曲线。从图 5-11 中可以看出：仿生关节软骨的摩擦系数与液体承载能力呈负相关性。经拟合其相关关系方程为：$\mu=0.43-0.47W^{f}/W$（W^{f}/W 为液相承载比），这也与理论模型的相关关系方程 $\mu_{eff}=\mu_{eq}[1-(1-\varphi)W^{f}/W]$ 相一致。相关研究结果表明：在摆动摩擦时，仿生关节软骨摩擦系数非常低，液体承载能力较高。然而随着 W^{f}/W 的减小，仿生关节软骨摩擦系数 μ 逐渐增大。当载荷从 10 N 增大到 30 N 时，W^{f}/W 从 0.82 降低到 0.71，仿生关节软骨摩擦系数由 0.037 增大到 0.09。由此可以看出：液体承载能力对仿生关节软骨摩擦系数的影响非常大。

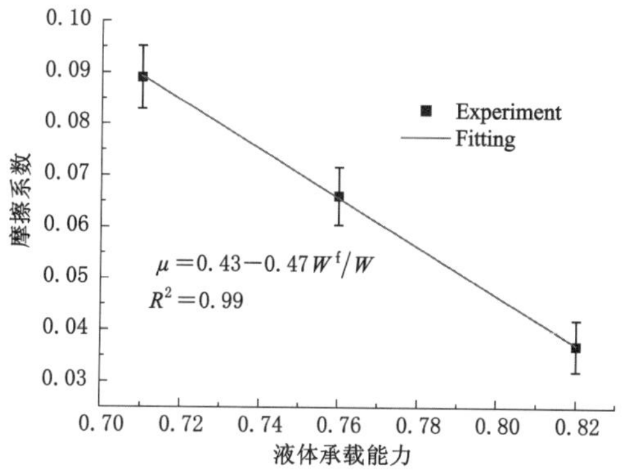

图 5-11　在不同法向载荷下仿生关节软骨摩擦系数与液体承载能力的关系

5.5　摆动角度对仿生关节软骨摆动摩擦行为影响

图 5-12 示出了仿生关节软骨在载荷为 10 N、不同摆动角度（5°、10°、15°）下的摩擦阻力。从图 5-12 中可以看出：随着摆动角度的增大，仿生关节软骨的摩擦阻力呈现增大的变化趋势。虽然随着摆动角度的增大，钴铬钼合金球与仿生关节软骨接触区域的接触应力变化不大，但是随着摆动角度的增加，仿生关节软骨表面在压应力和交变剪切力作用下发生变形，仿生关节软骨内的液相通过其内部的三维网状结构的孔隙被挤到表面。仿生关节软骨发生液相流失，钴铬钼合金球与仿生关节软骨发生充分的接触，仿生关节软骨的摩擦阻力也随之上升。随着摩擦的继续，钴铬钼合金球与仿生关节软骨的接触表面达到一个相对平衡的状态。随着摆动角度的增大，仿生关节软骨的摩擦阻力逐渐增大。这是由于随着摆动角度的增大，仿生关节软骨表面的液相流失逐渐增多，进而引起仿生关节软骨的液体承载能力的下降，仿生关节软骨固相承载增大，接触界面之间的摩擦增大，进而仿生关节软骨的摩擦阻力增大。仿生关节软骨表面液相流失加速，最终导致仿生关节软骨的液体承载能力下降，从而仿生关节软骨的摩擦阻力逐渐增大。

图 5-13 示出了在载荷为 10 N，摆动角度为 5°、10°、15°时，有限元模拟获得的仿生关节软骨在一个摆动周期的反作用力。从图 5-13 中可以看出：随着摆动角度的增加，仿生关节软骨的反作用力呈现增大的变化趋势。这与在不同摆动角度下仿生关节软骨摆动摩擦结果（见图 5-12）相一致。钴铬钼合金球摆动摩擦 0.5 s 后，钴铬钼合金球摆动至与仿生关节软骨

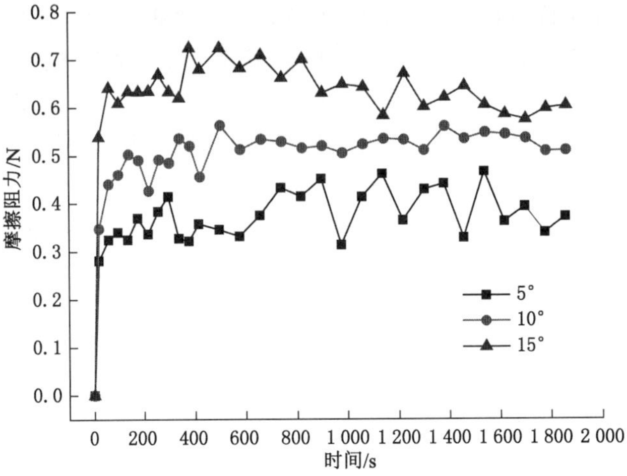

图 5-12　在不同摆动角度下仿生关节软骨摩擦阻力(10 N)

初始接触位置,仿生关节软骨的反作用力有明显的增大。这是由于仿生关节软骨在初始接触位置处液相流失过多,仿生关节软骨的液体承载能力下降。

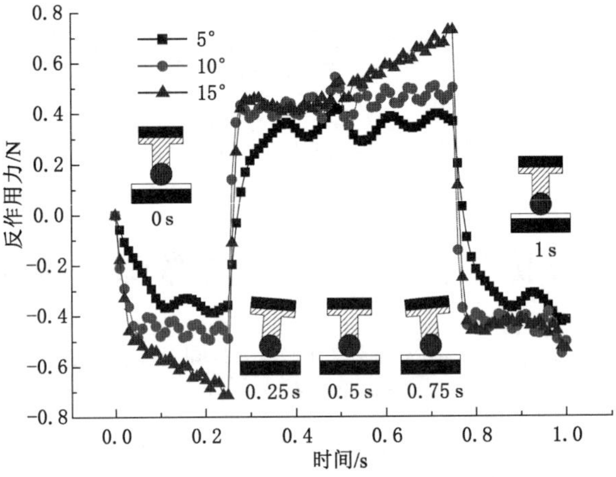

图 5-13　在不同摆动角度下仿生关节软骨在摩擦方向的反作用力(10 N)

图 5-14 示出了在载荷为 10 N、摆动角度分别为 5°、10°、15°下,试验与有限元模拟时仿生关节软骨的平均摩擦力。相关研究结果表明:有限元模拟结果与试验结果有较好的一致性。当摆动角度分别为 5°、10°、15° 时,有限元模拟结果与试验结果的相对误差分别为 1.65%、4.15%、7.47%(见表 5-4)。

图 5-15 示出了仿生关节软骨摩擦系数与摆动角度的关系。相关结果表明:仿生关节软骨摩擦系数随摆动角度的增大而增大。其摩擦系数与摆动角度的拟合方程为:

$$\mu = 0.017\,8\theta^{0.447} \tag{5-1}$$

当摆动角度分别为 5°、10°、15°时,其摆动角度变化方程分别为:

$$\theta_1 = 5\sin(2\pi t);\theta_2 = 10\sin(2\pi t);\theta_3 = 15\sin(2\pi t) \tag{5-2}$$

与之相对应的其摆动距离变化方程分别为:

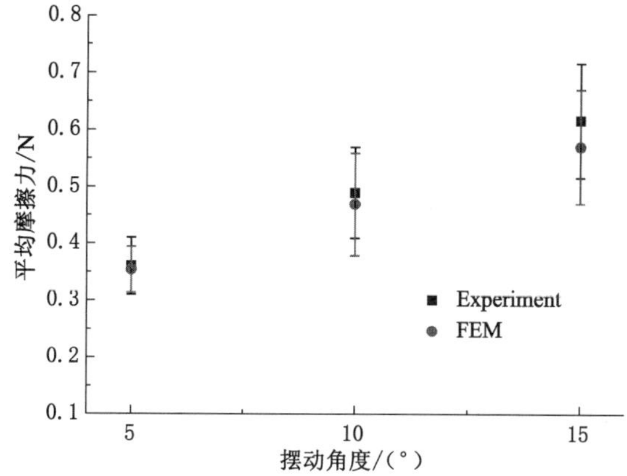

图 5-14　不同摆动角度下仿生关节软骨的平均摩擦力(试验与有限元模拟)

表 5-4　　试验与有限元模拟仿生关节软骨的平均摩擦力

摆动角度/(°)	试验/N	模拟/N	相对误差/%
5	0.36	0.35	1.65
10	0.49	0.47	4.15
15	0.62	0.57	7.47

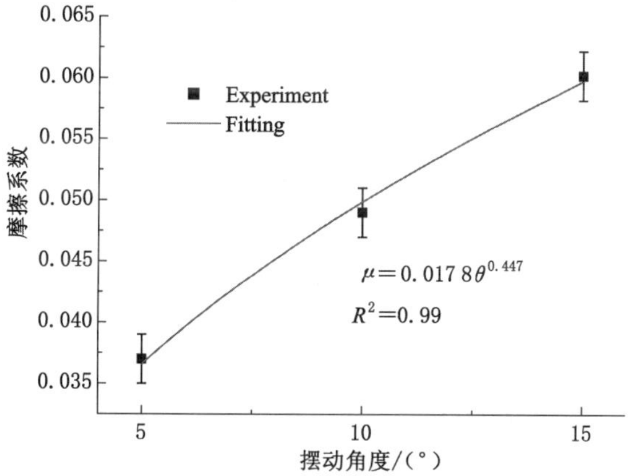

图 5-15　不同摆动角度下仿生关节软骨摩擦系数

$$l_1=\frac{7\pi\sin(2\pi t)}{18};l_2=\frac{7\pi\sin(2\pi t)}{9};l_3=\frac{7\pi\sin(2\pi t)}{6} \tag{5-3}$$

钴铬钼合金球与仿生关节软骨在摆动摩擦时的最大相对运动距离分别为:1.22 mm、2.44 mm、3.66 mm,则其平均摆动速度为 4.88 mm/s、9.76 mm/s、14.64 mm/s。由此可以看出:随着摆动角度的增大,钴铬钼合金球与仿生关节软骨之间的相对运动距离以及平均摆动速度都呈现增大的趋势。根据滑动摩擦理论中滑动速度与摩擦系数的关系可以看出:当钴铬钼合金球与仿生关节软骨界面的滑动速度小于 20 mm/s 时,随着滑动速度的增加,仿生关节软骨摩擦系数呈现上升的趋势。摆动摩擦过程中,在摆动角度为 5°、10°、15°时,其平均摆动速度为4.88 mm/s、9.76 mm/s、14.64 mm/s,这均小于 20 mm/s。因此随着摆动角度的增大，仿生关节软骨摩擦系数呈现上升的趋势。

5.6 摆动角度对仿生关节软骨液体承载能力影响

图 5-16 示出了在不同摆动角度下钴铬钼合金球与仿生关节软骨界面摆动摩擦过程中的剪切应力。从图 5-16 中可以看出：随着摆动角度的增大，钴铬钼合金球与仿生关节软骨界面的剪切应力逐渐增大。在摆动角度分别为 5°、10°、15°时，钴铬钼合金球与仿生关节软骨界面的剪切应力分别为 1.05×10^{-2} MPa、1.33×10^{-2} MPa、1.47×10^{-2} MPa。随着摆动角度的增大，钴铬钼合金球与仿生关节软骨的接触半径略有增大，因而其接触面积也随之增大(见表 5-5)。摩擦系数 $\mu=(\tau\times S)/p$；式中，τ 为剪切应力，S 为面积，p 为载荷。由表 5-5 可以看出：随着摆动角度的增大，接触面积 S 与剪切应力 τ 逐渐增大。因此摩擦系数随着摆动角度的增大而增大。并且在摆动摩擦过程中，钴铬钼合金球与仿生关节软骨接触界面的液相随着摆动角度的增大而逐渐渗出流失。随着摆动角度的增大，仿生关节软骨接触界面的水分流失增多，其结构发生变化，其固相逐渐承载，其孔隙比减小。仿生关节软骨接触区域的网状结构越紧密，其摩擦运动时所需的能量越大。因此随着摆动角度的增大，在摆动摩擦过程中，仿生关节软骨摩擦阻力随着摆动角度的增大而增大。

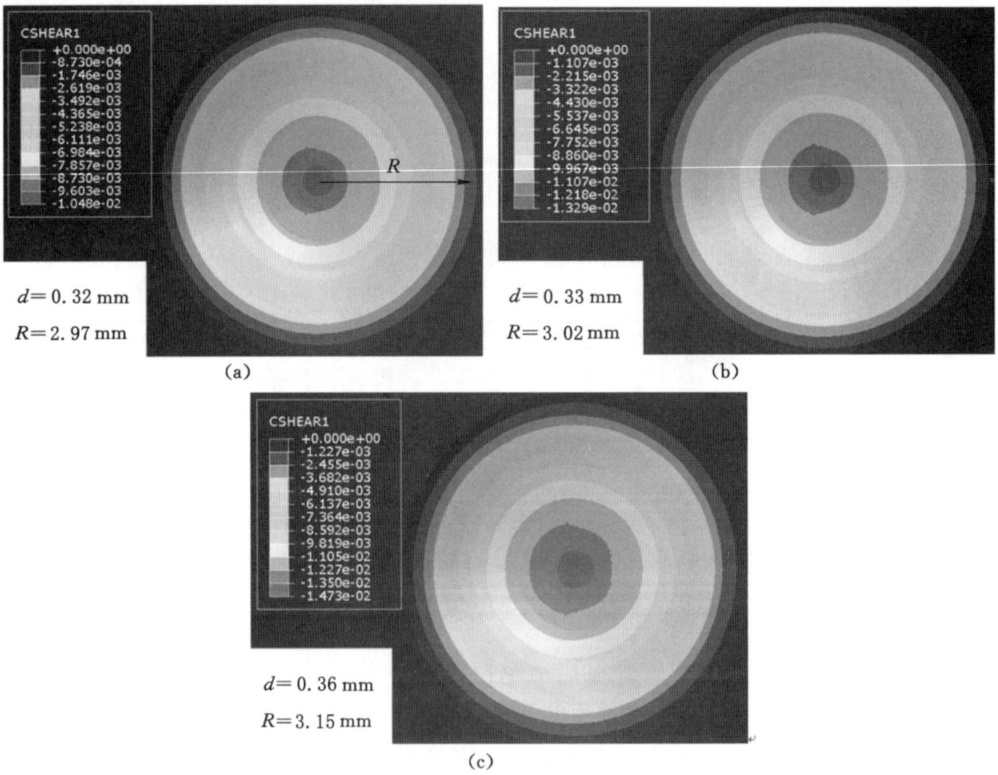

图 5-16 在不同摆动角度下仿生关节软骨剪切应力云图

(a) 5°；(b) 10°；(c) 15°

表 5-5　　不同摆动角度条件下接触面积与剪切应力

摆动角度/(°)	模拟深度/mm	接触面积 S/mm^2	剪切应力 τ/MPa
5	0.35	28.13	1.05×10^{-2}
10	0.47	29.01	1.33×10^{-2}
15	0.57	31.65	1.47×10^{-2}

图 5-17 示出了仿生关节软骨在载荷为 10 N、不同摆动角度下的液体承载能力。相关研究结果表明：随着摆动角度的增加，仿生关节软骨的液体承载能力下降。钴铬钼合金球与仿生关节软骨接触界面间的孔隙液体流动速度随着摆动角度的增加而增加（见图 5-18）。正是钴铬钼合金球与仿生关节软骨接触界面间的孔隙液体流动速度随着摆动角度的增加而增加，导致钴铬钼合金球与仿生关节软骨接触区的液体流失严重，进而导致仿生关节软骨的液体承载能力下降，最终导致仿生关节软骨的摩擦阻力增大。

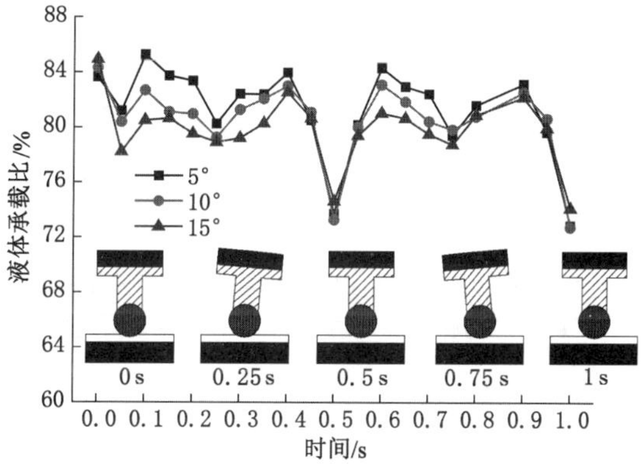

图 5-17　在不同摆动角度下仿生关节软骨液体承载能力(10 N)

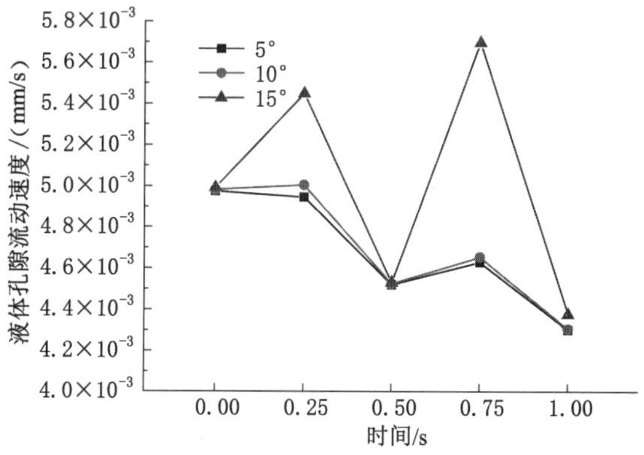

图 5-18　在不同摆动角度下仿生关节软骨孔隙液体流动速度(10 N)

图 5-19 示出了在不同摆动角度下仿生关节软骨的液体孔隙流动速度云图。从图 5-19 中可以看出:随着摆动角度的增大,仿生关节软骨表面的液体流动速度逐渐增大。在钴铬钼合金球与仿生关节软骨接触的边缘,仿生关节软骨表面的液体流动速度最大。这是由于仿生关节软骨受到载荷时,接触中心的接触应力最大,接触中心的液体流向仿生关节软骨内部及接触边缘,所以在摆动摩擦时钴铬钼合金球与仿生关节软骨接触的边缘液体流动速度最大。随着摆动角度的增大,在接触边缘处钴铬钼合金球与仿生关节软骨接触深度增大,接触半径 R 也逐渐增大。当摆动角度由 5°增大到 15°时,接触半径 R 由 2.97 mm 增大到 3.15 mm(见表 5-6)。因此随着摆动角度的增大,钴铬钼合金球与仿生关节软骨接触区的液体流失愈加严重,仿生关节软骨的固相承载增强,进而导致仿生关节软骨摩擦阻力增大。

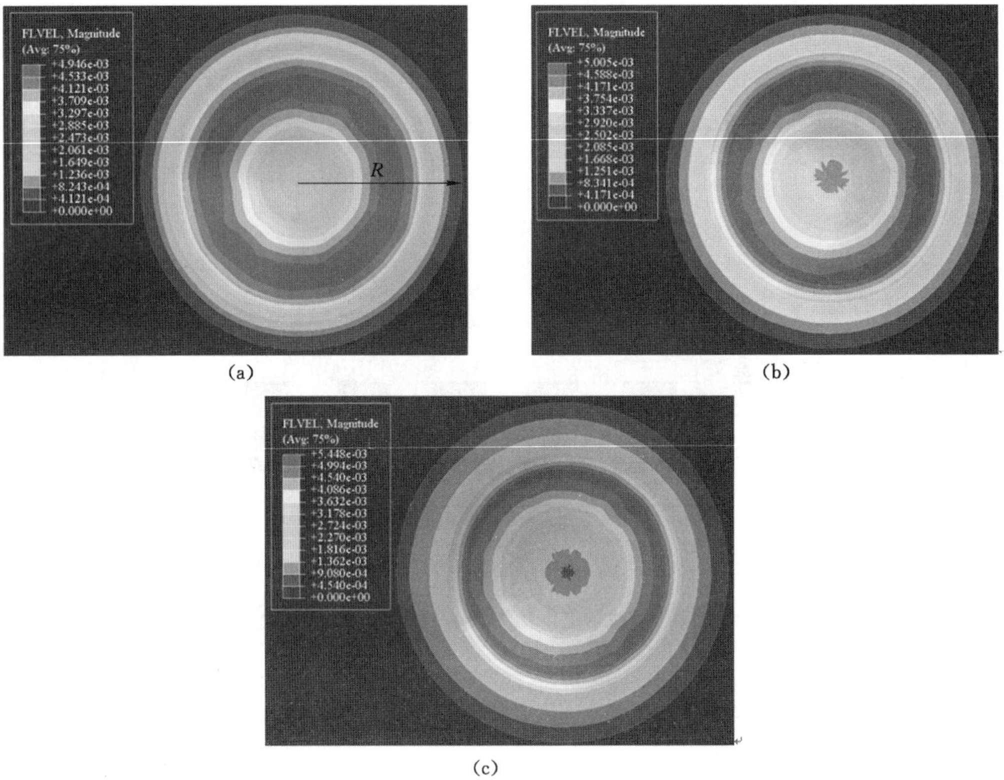

图 5-19　在不同摆动角度下仿生关节软骨孔隙液体流动速度云图(10 N)

(a) 5°;(b) 10°;(c) 15°

表 5-6　　不同摆动角度条件下仿生关节软骨接触参数

摆动角度/(°)	模拟深度/mm	模拟接触半径/mm
5	0.32	2.97
10	0.33	3.02
15	0.36	3.15

图 5-20 示出了在不同摆动角度下仿生关节软骨摩擦系数与液体承载能力的关系。从图 5-20 中可以看出：仿生关节软骨的摩擦系数与液体承载能力呈负相关性。经拟合，仿生关节软骨的摩擦系数与液体承载比的相关关系方程为：$\mu=0.46-0.52W^{f}/W$（W^{f}/W 为液相承载比例），这也与理论模型 $\mu_{eff}=\mu_{eq}[1-(1-\varphi)W^{f}/W]$ 相一致。相关研究结果表明：仿生关节软骨在摆动摩擦时，摩擦系数非常低，液体承载能力较高，然而随着液体承载比 W^{f}/W 的减小，摩擦系数 μ 逐渐增大。当摆动角度从 5°增大到 15°时，液体承载比从 0.82 降低到 0.775，摩擦系数由 0.037 增大到 0.06。

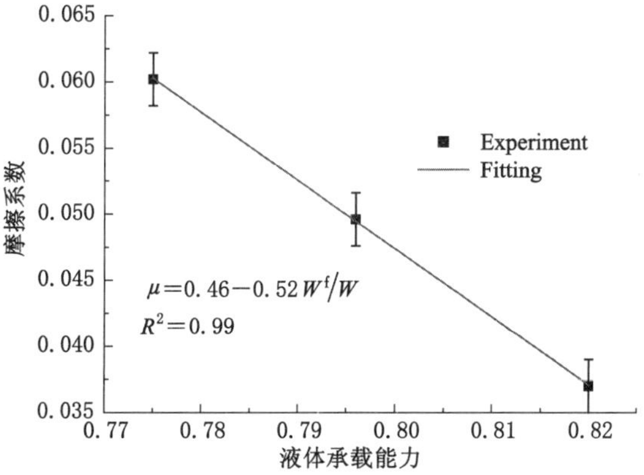

图 5-20　在不同摆动角度下仿生关节软骨摩擦系数与液体承载能力的关系

5.7　仿生关节软骨摆动摩擦润滑机理分析

仿生关节软骨在摆动摩擦过程中一直保持良好的液体承载能力，并且其摩擦阻力一直处于很低的水平。这是由于仿生关节软骨是一种多孔含水性材料，其含水量可以达到 80% 以上，所以在受到载荷作用时，仿生关节软骨具有良好的液体承载能力。钴铬钼合金球在仿生关节软骨表面摆动时，仿生关节软骨内部的液体渗出表面[见图 5-21(a)]，从而减小钴铬钼合金球在仿生关节软骨的摩擦阻力。在摆动摩擦过程中，钴铬钼合金球与 PVA/HA 复合水凝胶接触区域有流体膜形成。在摆动摩擦过程中，该流体膜不断地破损与重新形成。这说明 PVA/HA 复合水凝胶仿生关节软骨具有渗出润滑的特性。这也证明仿生关节软骨具有自润滑的功能。在摆动摩擦时，仿生关节软骨边缘会有少量的液体流回钴铬钼合金球与仿生关节软骨接触区下部，从而使仿生关节软骨的力学性能得到恢复。

在摆动摩擦过程中，钴铬钼合金球与仿生关节软骨接触区域外的液相会流回接触界面的下方[见图 5-21(b)]，以补充仿生关节软骨流失的水分，使仿生关节软骨的力学性能逐渐恢复，进而仿生关节软骨的水分可以重新渗出使仿生关节软骨的液体承载能力保持在较高的水平。因此仿生关节软骨具有提升润滑的特性。在液体润滑条件下，仿生关节软骨的多孔含水结构，可以不断地溶胀，进而能够保证其液体承载能力，并且可以形成液体润滑膜。在摆动摩擦时，仿生关节软骨摩擦阻力非常小。

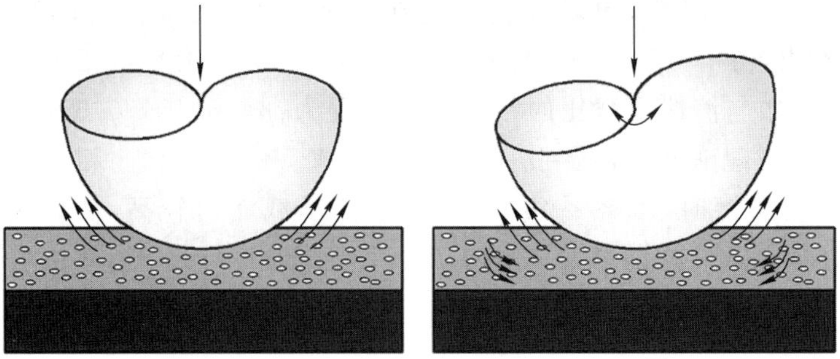

(a) (b)

图 5-21 仿生关节软骨液体承载及润滑机理

5.8 本章小结

通过试验和有限元模拟，本章得到如下结论。

(1) 仿生关节软骨的摩擦系数随着法向载荷的增大而增加。经拟合，仿生关节软骨的摩擦系数与法向载荷的关系方程为：$\mu=0.0116+0.00786p^{1/3}$。仿生关节软骨摩擦系数与法向载荷呈幂函数相关。经拟合，仿生关节软骨的摩擦系数与液体承载比的关系方程为：$\mu=0.43-0.47W^f/W$。然而随着液体承载比 W^f/W 的减小，摩擦系数 μ 逐渐增大。当摆动角度从 5°增大到 15°时，液体承载比 W^f/W 从 0.82 降低到 0.71，摩擦系数由 0.037 增大到 0.09。

(2) 随着摆动角度的增大，钴铬钼合金球与仿生关节软骨之间的相对运动距离以及平均摆动速度增大，仿生关节软骨的摩擦系数呈现上升的趋势。仿生关节软骨的摩擦系数随摆动角度的关系方程为：$\mu=0.02553+0.00696\theta^{1/3}$。仿生关节软骨的摩擦系数与液体承载比的关系方程为：$\mu=0.46-0.52W^f/W$。随着 W^f/W 的减小，摩擦系数 μ 逐渐增大；W^f/W 从 0.82 降低到 0.775，摩擦系数由 0.037 增大到 0.06。

(3) 随着载荷及摆动角度的增大，接触界面的水分流失增多，仿生关节软骨结构发生变化，仿生关节软骨固相逐渐承载，仿生关节软骨孔隙比减小，仿生关节软骨接触区域的网状结构越紧密，其剪切强度增大，其摆动摩擦运动时所需的能量也越大。因此随着载荷的增大，摩擦阻力逐渐增大。仿生关节软骨的多孔含水结构，可以不断地溶胀，进而能够保证其液体承载能力。因此在摆动摩擦时，在仿生关节软骨的液体承载以及两相润滑作用下，其摩擦阻力非常小。

第 6 章　仿生关节软骨扭动摩擦行为研究

6.1　引　　言

关节是人体中重要的摩擦副，存在屈伸、内收外展、内外旋及环转等运动方式(摆动、扭动)。因而关节面反复接触时不可避免地会发生摩擦和变形。在机体功能异常的情况下，这会引起关节软骨不同程度的磨损，带来一系列病理性的问题。关节软骨损伤将严重影响关节功能。寻求修复关节软骨的有效方法是骨科临床亟待解决的问题。PVA 水凝胶具有与自然软骨相似的多孔组织和优良的摩擦学性能，被认为是一种较理想的人工软骨植入材料。目前，针对仿生关节软骨的摩擦学行为研究主要集中在切向滑动摩擦和压缩变形性能方面。对于仿生关节软骨在扭转摩擦条件下的研究鲜见报道，并且对其液体承载特性的研究更少。特别是在摩擦过程中仿生关节软骨液体承载特性的研究很少。本章主要利用扭动摩擦试验装置研究在扭动摩擦条件下 PVA/HA 复合水凝胶仿生关节软骨的接触状态及其转变机制，考察载荷、扭动角度对仿生关节软骨扭动摩擦行为的影响；利用有限元分析方法，建立仿生关节软骨的扭动摩擦模型，探究在扭动摩擦条件下仿生关节软骨的接触力学特征及液体承载机制，建立仿生关节软骨扭动摩擦与液体承载能力的关系。

6.2　试验材料与方法

6.2.1　仿生关节软骨的制备

仿生关节软骨的制备方法与第 2.2.1 节的相同。

6.2.2　试验装置与试验参数

6.2.2.1　试验装置

图 6-1 为基于 UMT-3 摩擦磨损试验机改造的扭动摩擦试验装置示意图。该试验装置主要包括定位与法向载荷施加系统、扭动驱动系统、控制与数据采集系统三部分。

(1) 定位与法向载荷施加系统。使用 UMT-3 型的法向载荷施加机构进行定位与法向载荷的施加。定位与法向载荷施加机构由垂直运动机构 5、水平运动机构 6、三维力传感器 7 和扭矩传感器 8 等组成。垂直运动机构可实现法向载荷的施加。水平运动机构可实现在水平方向的移动，可方便地确定试验点位置。三维力传感器和扭矩传感器固定在水平运动机构上，并通过上夹具与上试样 1 相连。三维力传感器测量扭动接触的载荷。扭矩传感器对扭矩值随时间的变化进行实时记录。

(2) 扭动驱动系统。该系统由低压伺服电机及伺服驱动器 9、旋转平台 3 和固定装置 4 组成。扭动驱动系统采用电机型号为 57DOL-2530-L8 的步进电机、驱动器型号为 HUM 13050 的低压交流伺服驱动器。伺服驱动器的三相端子与步进电机的三相端子一一对应连接。低压步进电机和旋转平台刚性连接。在保证扭动驱动系统对中度的前提下,旋转平台带动下试样 2 做往复旋转,实现扭动运动。低压步进电机和旋转平台通过固定装置固定在底座上,以保证系统的稳定性。

(3) 控制与数据采集系统。PC 机使用 VB 语言编写控制与数据采集程序,通过串口向伺服驱动器发送运动指令(包括扭动频率和扭动角度)。伺服驱动器按照该指令控制伺服电机往复运动,直至计算机再次利用串口发送停止指令到伺服驱动器。计算机利用串口实时读取伺服驱动器中测量的伺服电机转子位置信号,用于记录实时扭动角度。三维力传感器、扭矩传感器的输出信号接入数据采集卡的模拟量输入通道。使用 VB 程序把转子绝对位置和扭矩信号对应转化并保存实时角度值和扭矩值。

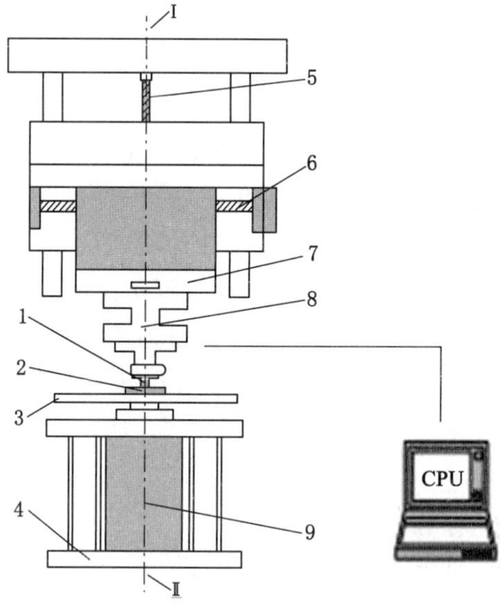

图 6-1 扭动摩擦试验装置示意图

1——上试样;2——下试样;3——旋转平台;4——固定装置;5——垂直运动机构;6——水平运动机构;
7——三维力传感器;8——扭矩传感器;9——低压伺服电极伺服驱动器;Ⅰ——球试验轴线;Ⅱ——电机转动轴线

6.2.2.2 试验参数

数据采集和保存频率为 100 Hz。法向载荷控制范围为 1～200 N,扭动角度运行范围为 0.5°～90°,摩擦扭矩测量范围为 0～2.5 N·m,精度为 1/500,往复频率变化设置范围为 1～5 Hz,摩擦扭矩与扭动角度采集频率为 100 Hz。仿生关节软骨的扭动摩擦试验参数如表 6-1 所示。

表 6-1 仿生关节软骨的扭动摩擦试验参数

影响因素	参数取值
载荷/N	10,30,50
摆动角度/(°)	5,10,15

表 6-1(续)

影响因素	参数取值
成分	25%
Co-Cr-Mo 球直径/mm	28
频率/Hz	1

6.2.2.3　试验步骤

将上下试样装卡好之后，设定相关参数(法向载荷、角位移幅值、频率，循环次数等)，运行程序开始试验。垂直运动机构带动上试样以额定缓慢的速度加载，三维力传感器将加载信息反馈至法向载荷控制系统，直到上下试样接触并加载至设定载荷，保压 10 s 后，电机按设定程序沿顺(逆)时针旋转，在运动至预定角位移幅值时电机开始换向，下试样随之以相同速度旋转及换向，直至试验结束。

根据接触力学，建立球面接触的摩擦系数与摩擦扭矩的数学计算模型，获得球面接触的摩擦系数与摩擦扭矩的关系。如图 6-2 所示，在球面接触中，扭动摩擦中摩擦扭矩与表面摩擦的关系为：

$$\tau(r)=\mu\cdot\sigma(r) \tag{6-1}$$

$$T_{\mathrm{f}}=2\pi\int_{0}^{a}\tau(r)\cdot r^{2}\mathrm{d}r \tag{6-2}$$

式中　μ——每一个接触点摩擦系数的对应值；

$\sigma(r)$——接触压力分布；

R——接触半径。

因此可以求得：

$$\mu=\frac{16T_{\mathrm{f}}}{3P\pi a} \tag{6-3}$$

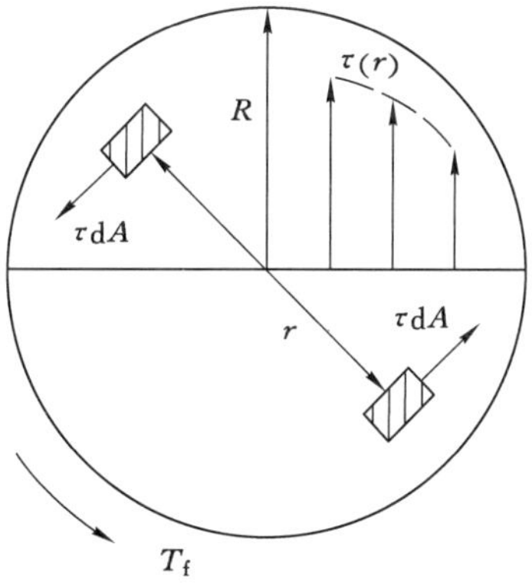

图 6-2　表面剪力与摩擦扭矩关系

6.2.3　仿生关节软骨的扭动摩擦有限元模型

根据扭动试验参数建立钴铬钼合金球与仿生关节软骨扭动摩擦模型(见图 6-3)。仿生关节软骨的厚度为 2 mm，超高分子量聚乙烯基体的厚度为 2 mm，钴铬钼合金球的直径为

28 mm。利用圣维南法对模型进行简化。把钴铬钼合金球划分为 14 608 个 8 节点减缩积分实体单元(C3D8R),把仿生关节软骨划分为 22 560 个缩减积分的 8 节点孔隙压力实体单元(C3D8RP),把超高分子量聚乙烯基体分为 22 560 个 8 节点减缩积分实体单元(C3D8R)。据此得到钴铬钼合金球与仿生关节软骨的有限元扭动摩擦模型。其材料属性如第 3.2.3 节所述。

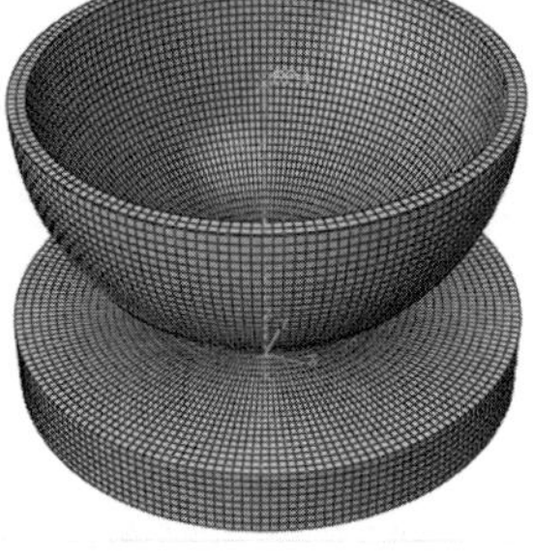

图 6-3　钴铬钼合金球与仿生关节软骨的扭动摩擦模型

模拟分析中利用面面接触作用,将钴铬钼合金球表面设定为主平面,将仿生关节软骨设定为次平面。把仿生关节软骨与超高分子量聚乙烯基体固定在一起,以约束超高分子量聚乙烯基体底面的水平位移、竖直位移、转动位移。仿生关节软骨层周边区域的孔隙压力被设为 0,钴铬钼合金球的扭动角度分别设为 5°、10°、15°。

6.3　载荷对仿生关节软骨扭动摩擦行为影响

6.3.1　扭动摩擦界面的摩擦学动力特性

摩擦扭矩-角位移(T-θ)曲线反映了扭动摩擦界面的摩擦学动力特性。图 6-4 示出了仿生关节软骨在扭动角度为 10°、不同载荷下的 T-θ 曲线。从图 6-4 中可以看出:载荷分别为 30 N、50 N 时,T-θ 曲线在前 100 个周期呈现平行四边形,这说明扭动摩擦界面处于完全滑移状态。随着扭动摩擦的进行,当扭动摩擦周期达到 1 000 h,T-θ 曲线呈现类椭圆形,这时扭动摩擦的相对运动状态由完全滑移状态转变为黏滑混合状态。这是由于仿生关节软骨是一种含水量高达 80%以上的多孔黏弹性材料。在扭动摩擦初始阶段,仿生关节软骨接触界面处于完全润滑状态,且当载荷作用到仿生关节软骨表面时,仿生关节软骨内部的液相逐渐渗出,仿生关节软骨易发生相对滑移。因此在扭动摩擦的初始阶段,仿生关节软骨扭动摩擦界面处于完全滑移状态;随着扭动摩擦的进行,仿生关节软骨表面的液相逐渐流失,仿生关节软骨液体承载能力下降,仿生关节软骨固相基质承载增强,因此其接触界面的状态发生转变(由完全滑移状态转变为黏滑混合状态)。

图 6-5 示出了仿生关节软骨在扭动角度为 10°、不同载荷下的摩擦扭矩与循环周次的关系。从图 6-5 中可以看出:摩擦扭矩随周期的变化主要分为三个阶段(跑合阶段、上升阶段和稳定阶段)。在扭动摩擦的初始阶段,钴铬钼合金球与仿生关节软骨发生接触,由于润滑介质以及仿生关节软骨自身承受负荷和润滑的作用,仿生关节软骨摩擦系数较低;随着循环次数的

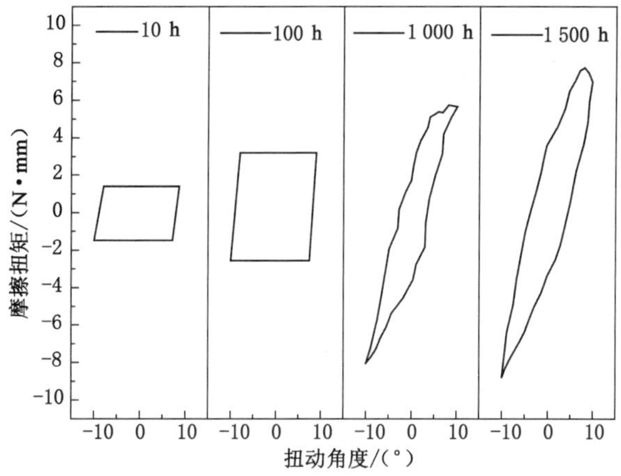

(a)

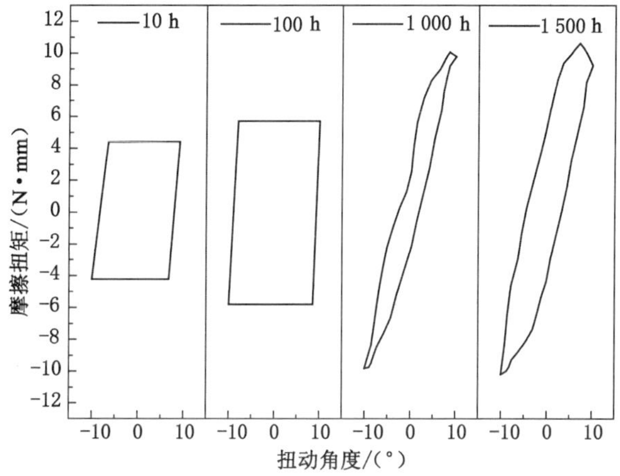

(b)

图 6-4　不同载荷下钴铬钼合金球与仿生关节软骨的摩擦扭矩与角位移(T-θ)曲线(10°)

(a) 30 N;(b) 50 N

增加,仿生关节软骨表面在压应力和交变剪切力作用下发生变形,仿生关节软骨内的液相通过其内部的三维网状结构的孔隙被挤到表面,仿生关节软骨液相流失,这引起变形增大,因此钴铬钼合金球与仿生关节软骨发生充分接触,其摩擦扭矩也随之上升;随着扭动摩擦的继续,钴铬钼合金球与仿生关节软骨的接触表面达到一个相对平衡的状态,其扭动摩擦扭矩变化不大。在低载荷条件(10 N)下,钴铬钼合金球与仿生关节软骨界面间的扭动摩擦扭矩非常小;随着载荷的增大,其摩擦扭矩逐渐增大。这是由于随着载荷的增大,仿生关节软骨表面的液相流失逐渐增多,进而引起仿生关节软骨液体承载能力的下降,仿生关节软骨的固相基质承载增大,界面之间的摩擦增大,钴铬钼合金球与仿生关节软骨进而摩擦扭矩增大。

表 6-2 示出了在不同载荷下,钴铬钼合金球与仿生关节软骨界面扭动摩擦过程中的平均摩擦扭矩。在载荷分别为 10 N、30 N、50 N 时,扭动摩擦过程中,钴铬钼合金球与仿生关节软骨平均摩擦扭矩分别为 0.74 N·mm、3.69 N·mm、9.89 N·mm。由摩擦系数与摩擦扭矩的关系可知,在载荷分别为 10 N、30 N、50 N 时,扭动摩擦过程中,钴铬钼合金球与仿生关节软骨平均摩擦系数分别为 0.039、0.055、0.076。将获得的摩擦系数输入到有限元模拟中。

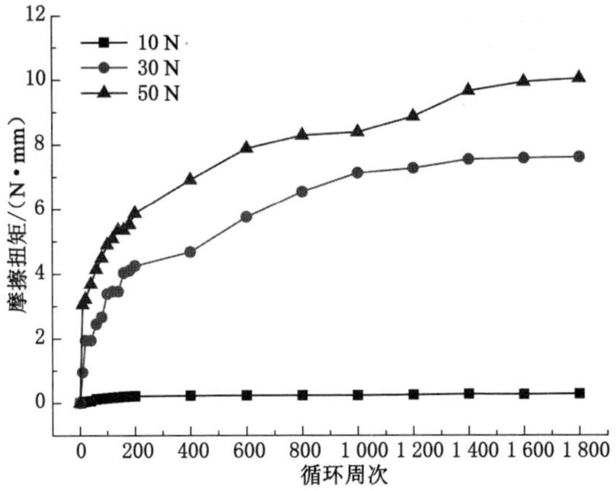

图 6-5　不同载荷下钴铬钼合金球与仿生关节软骨的摩擦扭矩

表 6-2　　不同载荷下钴铬钼合金球与仿生关节软骨的平均摩擦扭矩及摩擦系数

载荷/N	10	30	50
平均摩擦扭矩/(N·mm)	0.74	3.69	9.89
平均摩擦系数	0.039	0.055	0.076

图 6-6 示出了不同载荷下钴铬钼合金球与仿生关节软骨的平均扭动摩擦系数。从图 6-6中可以看出：随着载荷的增大，钴铬钼合金球与仿生关节软骨摩擦系数呈上升的变化趋势。对试验结果拟合发现，钴铬钼合金球与仿生关节软骨摩擦系数与载荷呈幂函数关系。其相关方程为：

$$\mu=0.014p^{0.43}$$

这也与吸附理论相一致。

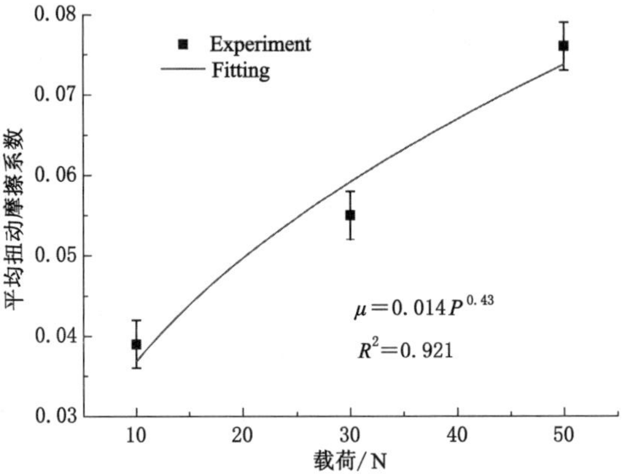

图 6-6　不同载荷下钴铬钼合金球仿生关节软骨的平均扭动摩擦系数

表 6-3 示出了不同载荷下试验与有限元模拟获得钴铬钼合金球与仿生关节软骨界面扭动摩擦过程中的变形深度。从表 6-3 中可以看出：在载荷为 10 N、30 N、50 N 时，扭动摩擦试验获得的钴铬钼合金球与仿生关节软骨变形深度分别为 0.378 mm、0.596 mm、0.726 mm，通过有限元模拟获得的其变形深度分别为 0.369 mm、0.585 mm、0.719 mm；有限元模

拟结果与试验结果的相对误差分别为 2.38%、1.84%、0.96%。由此可以看出：有限元模拟结果与试验结果较为吻合。

表 6-3　不同载荷下试验与有限元模拟获得的钴铬钼合金球仿生关节软骨扭动摩擦变形深度

载荷/N	试验变形深度/mm	有限元模拟变形深度/mm	相对误差/%
10	0.378	0.369	2.38
30	0.596	0.585	1.84
50	0.726	0.719	0.96

图 6-7 示出了有限元模拟获得的仿生关节软骨在不同载荷下的法向变形云图。从图 6-7 中可以看出：随着载荷的增大，仿生关节软骨中心区域的法向变形逐渐增大；在载荷分别为 10 N、30 N、50 N 时，仿生关节软骨中心区域的最大法向变形量分别为 0.369 mm、0.585 mm、0.719 mm。而钴铬钼合金球与仿生关节软骨接触边缘外侧向逆方向变形，其最大法向变形量分别为 0.063 5 mm、0.12 mm、0.175 mm(见图 6-8)。在扭动摩擦过程中，随着载荷的增大，钴铬钼合金球与仿生关节软骨的接触区域的接触应力增大(见图 6-9)，其中心接触区域的液相流失增加，这导致其中心接触区域的最大法向变形逐渐增大。钴铬钼合金球与仿生关节软骨中心接触区域的液相大量流向接触边缘，引起接触边缘的溶胀。因此其接触边缘的变形呈现逆向。

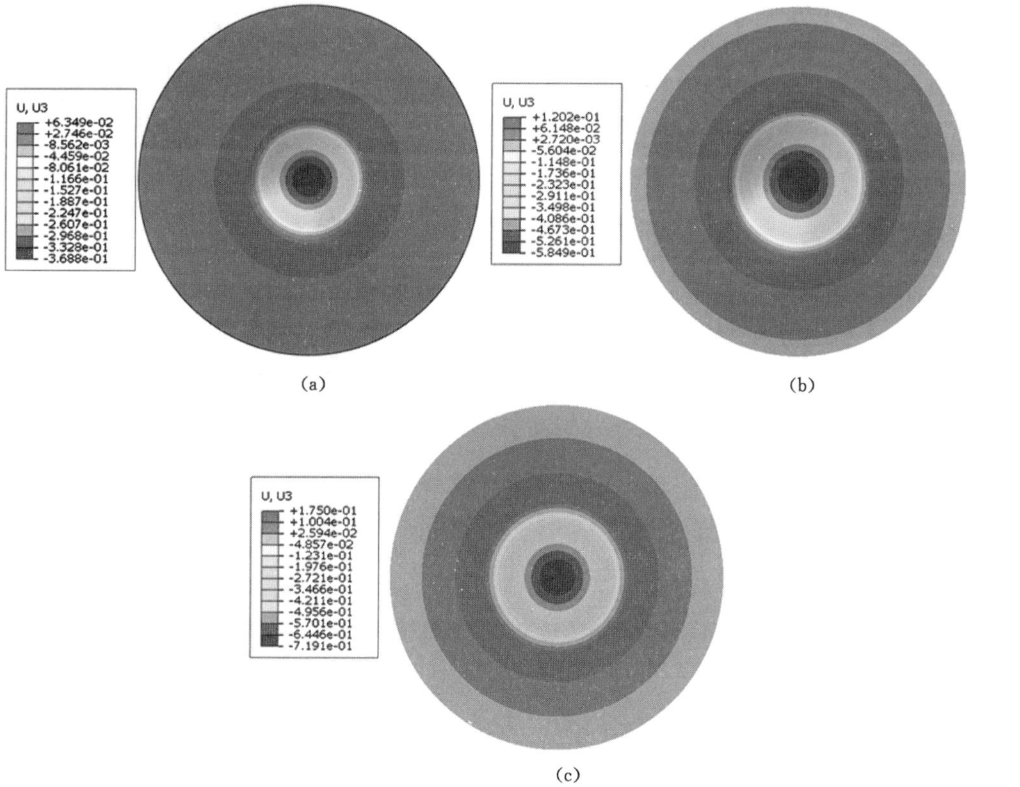

图 6-7　仿生关节软骨在不同载荷下法向变形云图

(a) 10 N；(b) 30 N；(c) 50 N

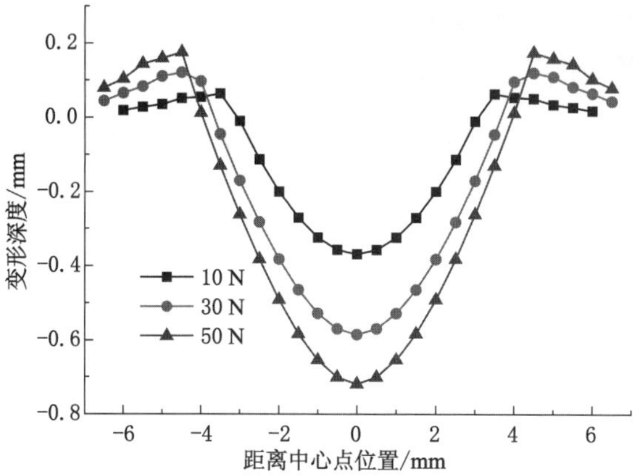

图 6-8 仿生关节软骨在不同载荷下变形深度

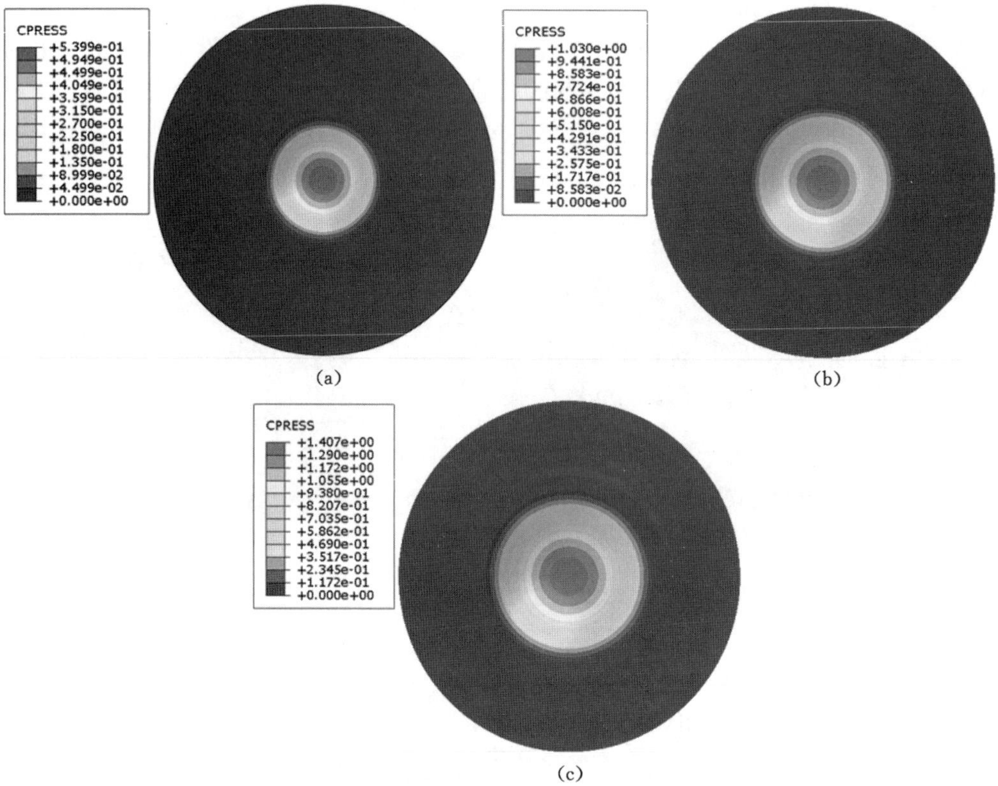

图 6-9 不同载荷下钴铬钼合金球与仿生关节软骨界面扭动摩擦过程中的接触应力云图

(a) 10 N;(b) 30 N;(c) 50 N

6.3.2 载荷对仿生关节软骨液体承载特性的影响

图 6-9 示出了不同载荷下钴铬钼合金球与仿生关节软骨界面扭动摩擦过程中的接触应力。从图 6-9 中可以看出:随着载荷的增大,钴铬钼合金球与仿生关节软骨界面的接触应力

逐渐增大；在载荷分别为 10 N、30 N、50 N 时，钴铬钼合金球与仿生关节软骨界面的最大接触应力分别为 0.54 MPa、1.03 MPa、1.41 MPa。随着载荷的增大，钴铬钼合金球与仿生关节软骨的接触半径逐渐增大，因而其接触面积随着载荷的增大而逐渐增大(见表 6-4)。由表 6-4 可以看出：随着载荷的增大，载荷与接触面积的比值(p/S)逐渐增大，这说明载荷的增加速度比接触面积的增加速度快。当载荷从 10 N 增大到 30 N 时，p/S 值的增大幅度较大；当载荷从 30 N 增大到 50 N 时，p/S 值的增大幅度减缓，这个变化趋势和钴铬钼合金球与仿生关节软骨界面的摩擦扭矩的变化趋势一致。仿生关节软骨在扭动摩擦过程中，钴铬钼合金球与仿生关节软骨接触界面的液相随着载荷的增大而逐渐渗出流失，其固相逐渐承载，其结构发生变化，其剪切强度增大。随着载荷的增大，p/S 的比值逐渐增大，因此钴铬钼合金球与仿生关节软骨的摩擦系数随着载荷的增大而增大，进而在扭动摩擦过程中，其摩擦扭矩随着载荷的增大而增大。

表 6-4　　不同载荷下仿生关节软骨扭动接触参数

载荷 p/N	10	30	50
深度 d/mm	0.369	0.586	0.719
面积 S/mm^2	32.5	51.9	63.3
最大接触应力 σ/MPa	0.54	1.03	1.41
p/S/MPa	0.31	0.59	0.79

表 6-5 示出了在扭动角度为 10°、不同载荷下仿生关节软骨在扭动摩擦过程中的接触状态变化。从表 6-5 可以看出：在扭动摩擦初始阶段，随着载荷的增大，仿生关节软骨与钴铬钼合金球的接触区域增大，但是其接触区域均处于完全滑移状态，没有出现黏着区；当扭动摩擦到达稳定阶段时，仿生关节软骨的中心部分出现黏着区，并且随着载荷的增大，黏着区也逐渐增大。这正是随着载荷的增大，仿生关节软骨内部的液体孔隙流动速度增大(见图 6-10)，进而导致仿生关节软骨与钴铬钼合金球接触区域的液相渗出流失，其液相承载减弱，其固相承载增强引起的。仿生关节软骨与钴铬钼合金球的接触区域均处于黏滑混合状态。这也与 T-θ 曲线反映的仿生关节动力学行为相一致。

表 6-5　　不同载荷下仿生关节软骨扭动摩擦过程中的接触状态云图

载荷	扭动摩擦初始阶段	扭动摩擦稳定阶段
10 N	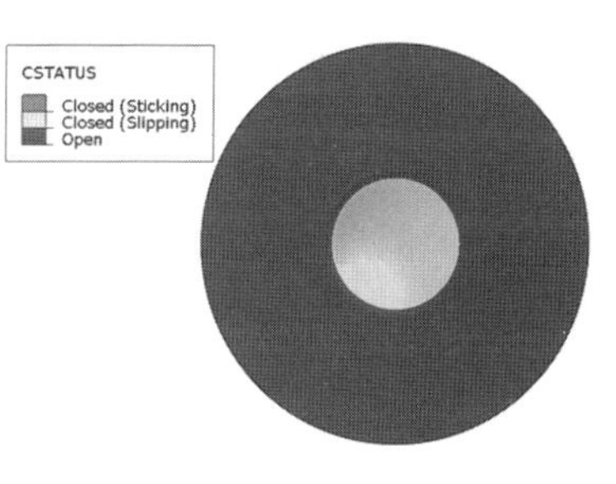	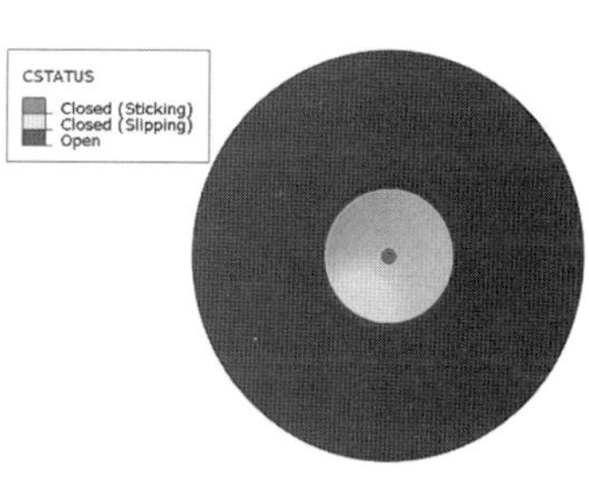

表 6-5(续)

载荷	扭动摩擦初始阶段	扭动摩擦稳定阶段
30 N	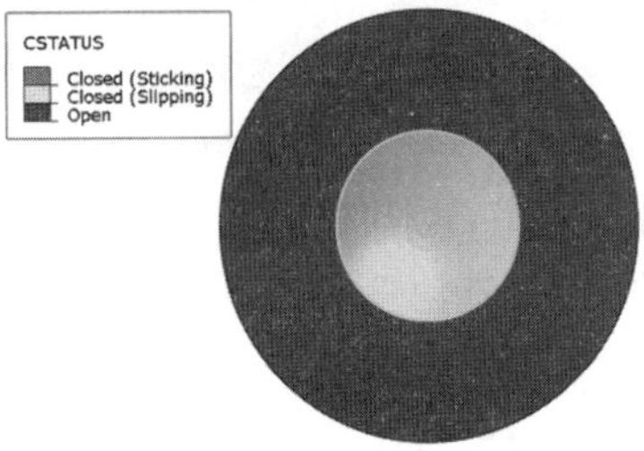	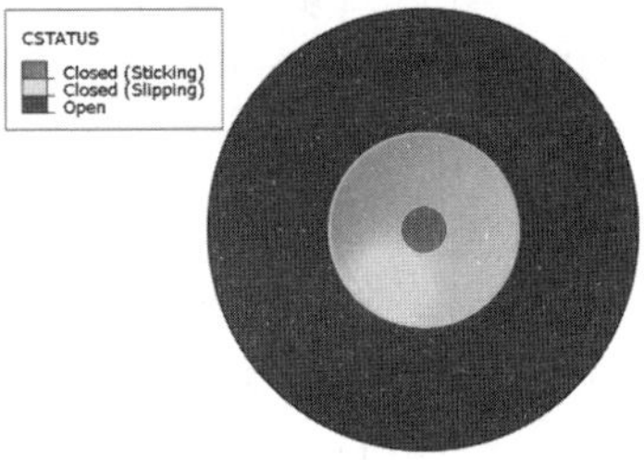
50 N	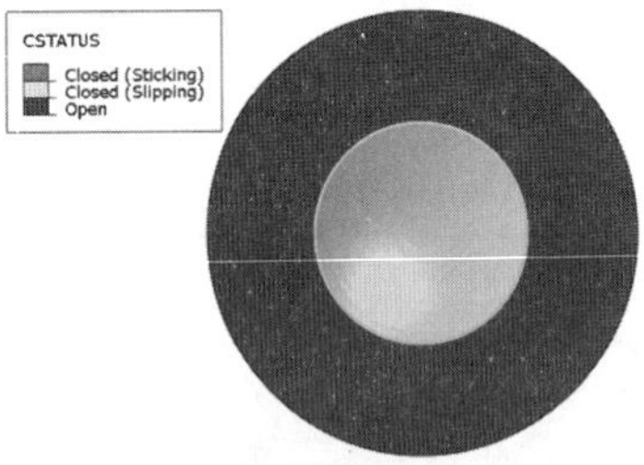	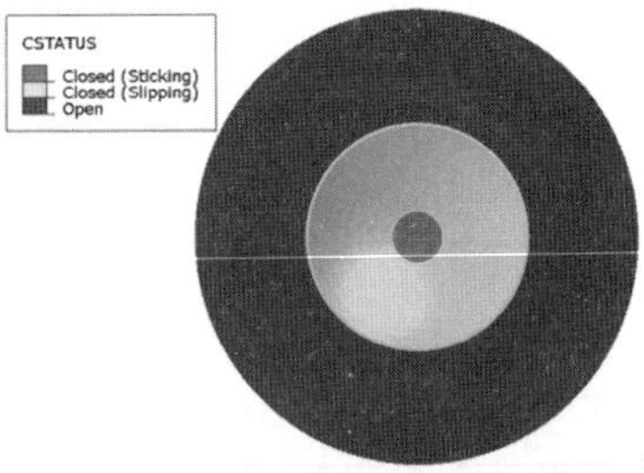

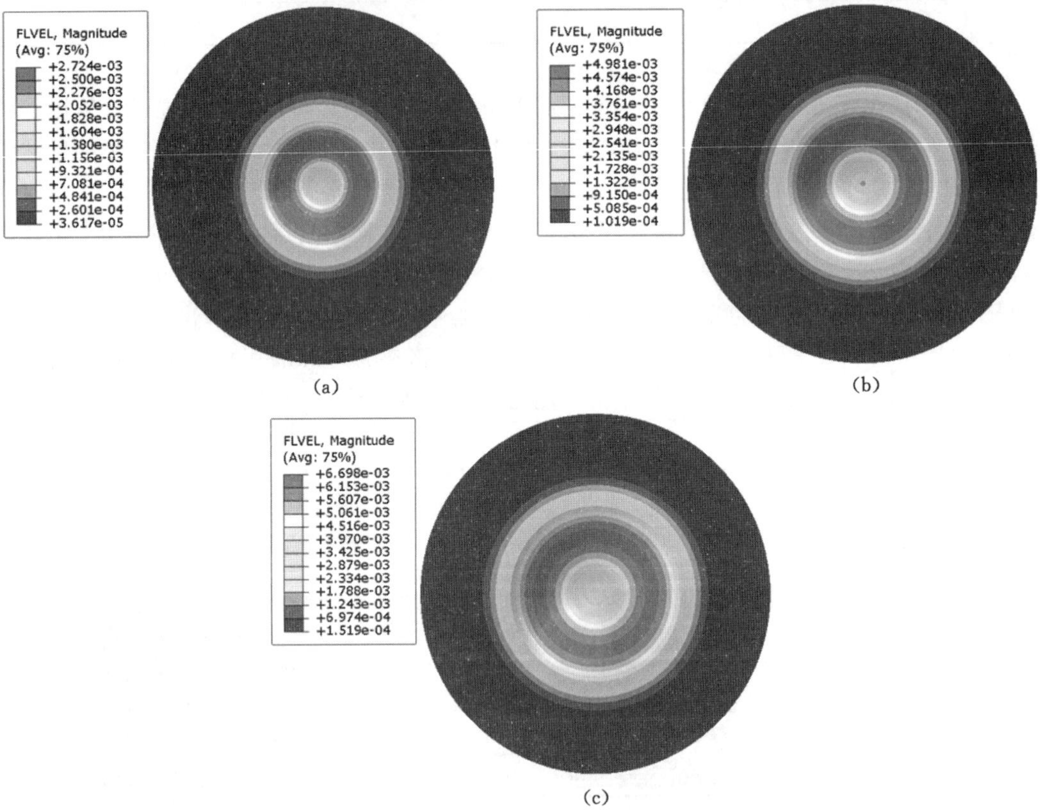

图 6-10　不同载荷下仿生关节软骨的液相孔隙流动速度云图

(a) 10 N;(b) 30 N;(c) 50 N

图 6-11 示出了在不同载荷下仿生关节软骨的液体承载能力(扭动角度为 10°)。从图 6-11中可以看出：随着载荷的增大，仿生关节软骨的液体承载能力逐渐下降，仿生关节软骨的液体孔隙流动速度随着载荷的增加而增加(见图 6-12)。正是由于仿生关节软骨的液体孔隙流动速度随着载荷增加，所以钴铬钼合金球与仿生关节软骨接触区的液体流失严重，进而导致仿生关节软骨的液体承载能力下降。在一个扭动摩擦周期中，钴铬钼合金球与仿生关节软骨接触界面间的液体孔隙流动速度呈现非线性变化，这导致仿生关节软骨的液体承载能力在扭动过程中呈现非线性变化。在扭动摩擦初始阶段，钴铬钼合金球与仿生关节软骨接触界面间的液体孔隙流动速度较高，仿生关节软骨的液体承载能力迅速下降，因而其摩擦系数及扭动摩擦扭矩会迅速上升，这与研究结果相一致。在仿生关节开始摩擦时，其摩擦系数会有一个急剧的上升，即出现一个启动摩擦系数。随着钴铬钼合金球与仿生关节软骨继续扭动摩擦(扭动时间为 1 s 时)，钴铬钼合金球回到与仿生关节软骨接触的初始位置。由于它们初始接触位置的液相流失过多，导致液体孔隙流动速度较小。进入下一个扭动周期后，仿生关节软骨的液体孔隙流动速度有上升的趋势扭动时间为(1～2 s)，因而与钴铬钼合金球接触的仿生关节软骨界面间的液体逐渐流失，进而仿生关节软骨的液体承载能力又逐渐下降，但是在扭动周期内，仿生关节软骨的液体承载能力一直处于较高水平。

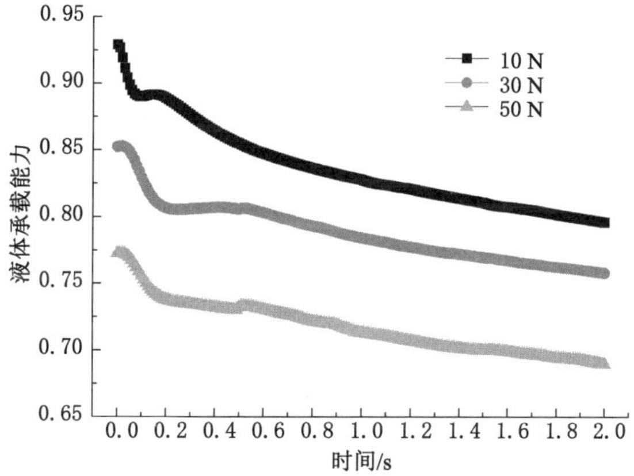

图 6-11　不同载荷下仿生关节软骨的液体承载能力

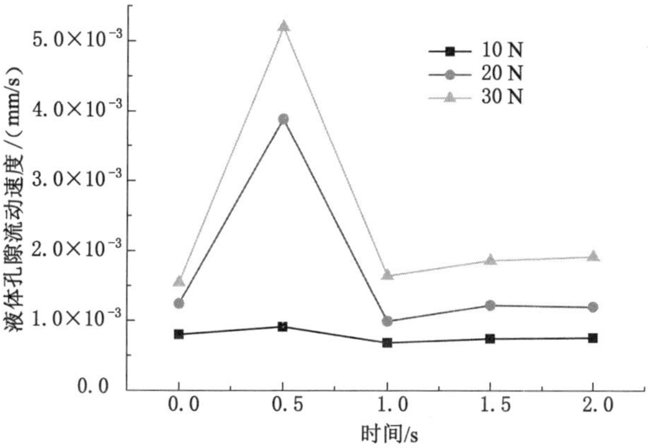

图 6-12　不同载荷下仿生关节软骨的液体孔隙流动速度

图 6-13 示出了在不同载荷下，仿生关节软骨在扭动摩擦时扭动摩擦系数与液体承载能力的关系。从图 6-13 可以看出：仿生关节软骨的摩擦系数与液体承载能力呈现线性关系。随着仿生关节软骨的液体承载能力的下降，仿生关节软骨的摩擦系数逐渐增大。其线性关系方程为：

$$\mu = 0.291 - 0.294W^{f}/W \tag{6-4}$$

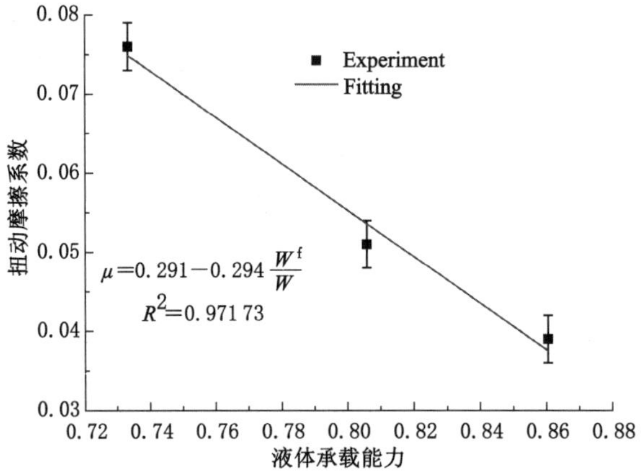

图 6-13　仿生关节软骨在扭动摩擦时扭动摩擦系数与液体承载能力的关系

仿生关节软骨的扭动摩擦系数与液体承载能力呈现负线性关系。这主要是由于仿生关节软骨的液相流失引起的。从图 6-12 可以得知：随着载荷的增大，仿生关节软骨的液体孔隙流动速度增大，引起液相流失，进而导致仿生关节软骨的液体承载能力逐渐下降和扭动摩擦系数逐渐增大。由仿生关节软骨的摩擦系数与液体承载能力的关系方程可以得出：当液体承载能力 $W^{f}/W \to 0$ 时，扭动摩擦系数增加到最大，即得 $\mu_{max}=0.291$。

6.4　扭动角度对仿生关节软骨扭动摩擦行为影响

6.4.1　扭动摩擦界面的摩擦学动力特性

图 6-14 示出了仿生关节软骨在载荷为 50 N，不同扭动角度下的 T-θ 曲线。从图 6-14 中可以看出：在扭动角度分别为 5°、10°、15°时，T-θ 曲线在前 100 个周期呈现平行四边形，这说明扭动摩擦界面处于完全滑移状态。随着扭动角度的增加，摩擦扭矩逐渐增大。随着扭动摩擦的进行，当扭动摩擦周期达到 1 000 时，T-θ 曲线呈现类椭圆形，扭动摩擦的相对运动状态由完全滑移状态转变为黏滑混合状态。这是在扭动摩擦初始阶段，由于仿生关节软骨的润滑作用，以及仿生关节软骨内部的液相逐渐渗出的液相承担作用，所以它们易发生相对滑移。因此在扭动摩擦的初始阶段，扭动摩擦界面处于完全滑移状态。随着扭动摩擦的进行，仿生关节软骨表面的液相逐渐流失，液体承载能力下降，仿生关节软骨的固相基质承载增强，因而它们接触界面的状态发生转变，即由完全滑移状态转变为黏滑混合状态。

图 6-15 示出了仿生关节软骨在载荷为 50 N，不同扭动角度下的摩擦扭矩与循环周次的关系。从图 6-15 可以看出：在扭动摩擦的初始阶段，钴铬钼合金球与仿生关节软骨发生接触，由于润滑介质以及仿生关节软骨自身承受负荷和润滑的作用，摩擦系数较低；随着循

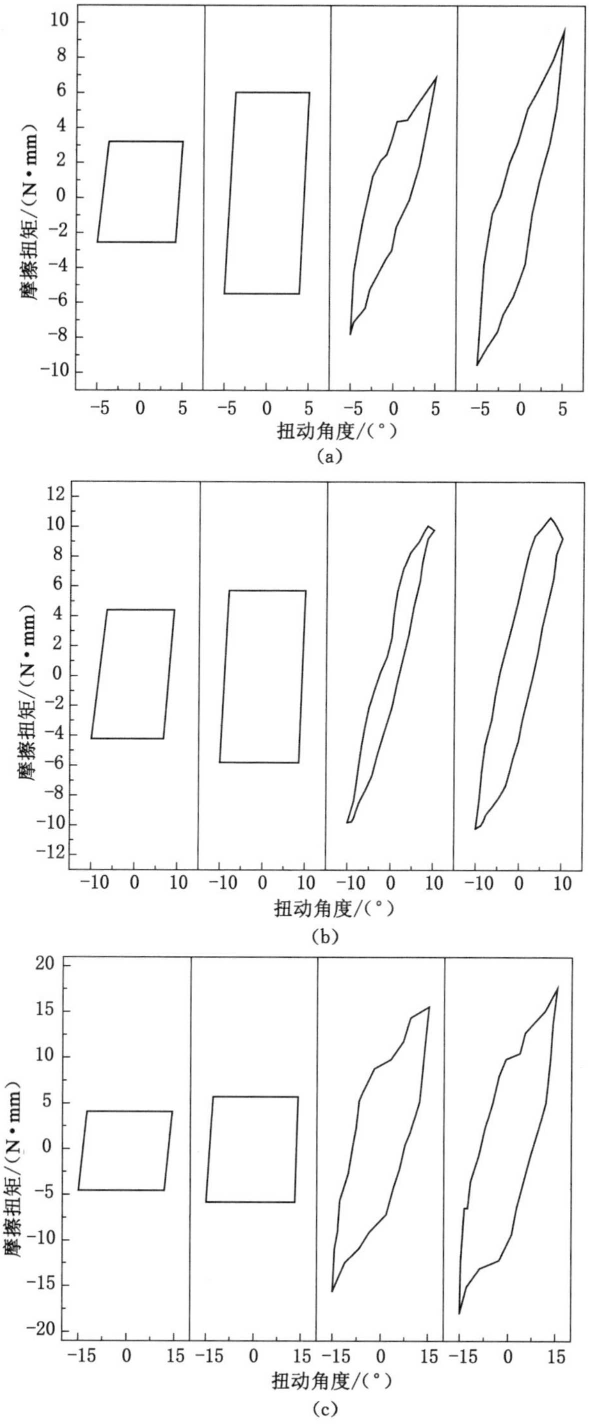

图 6-14　不同扭动角度下仿生关节软骨 T-θ 曲线

(a) 5°;(b) 10°;(c) 15°

环次数的增加，仿生关节软骨表面在压应力和交变剪切力作用下发生变形，仿生关节软骨内的液相通过其内部的三维网状结构的孔隙被挤到表面，仿生关节软骨的液相流失，这引起其变形增大；钴铬钼合金球与仿生关节软骨发生充分接触，摩擦扭矩也随之上升；随着扭动摩擦的继续，钴铬钼合金球与仿生关节软骨的接触表面达到一个相对平衡的状态，扭动摩擦扭矩变化不大。在小扭动角度(5°)下，扭动摩擦扭矩较小；随着扭动角度的增大，摩擦扭矩逐渐增大，这是由于随着扭动角度的增大，仿生关节软骨表面液相流动速度增大，导致仿生关节软骨的液相流失增多，进而引起仿生关节软骨的液体承载能力的下降，仿生关节软骨的固相承载增大，它们界面之间的摩擦增大，进而摩擦扭矩增大。

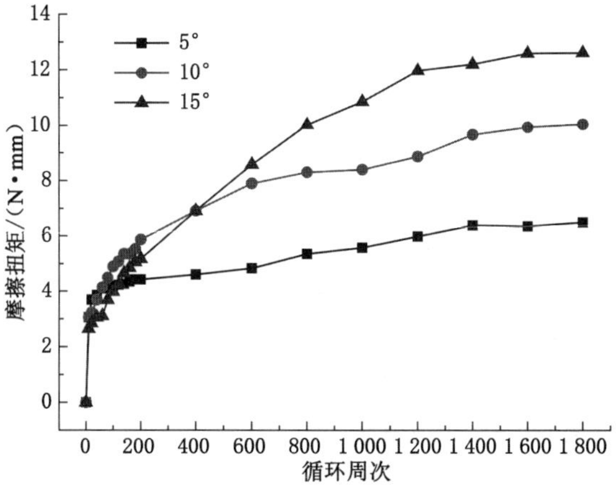

图 6-15　不同扭动角度下摩擦扭矩与循环周次的关系

表 6-6 示出了在不同扭动角度下，钴铬钼合金球与仿生关节软骨界面扭动摩擦过程中的平均摩擦扭矩。在扭动角度分别为 5°、10°、15°时，扭动摩擦过程中，平均摩擦扭矩分别为 6.7 N·mm、9.89 N·mm、12.89 N·mm。由摩擦系数与摩擦扭矩的关系可知，在载荷分别为 10 N、30 N、50 N 时，扭动摩擦过程中的平均摩擦系数分别为 0.052、0.076、0.1。将获得的摩擦系数输入到有限元模拟中。

表 6-6　不同扭动角度下钴铬钼合金球与仿生关节软骨界面扭动摩擦过程中的平均摩擦扭矩及摩擦系数

扭动角度/(°)	5	10	15
平均摩擦扭矩/(N·mm)	6.7	9.89	12.89
平均摩擦系数	0.052	0.076	0.1

图 6-16 示出了在不同扭动角度下扭动摩擦系数与扭动角度的关系。相关研究结果表明：扭动摩擦系数随扭动角度的增大而增大。其拟合方程为：

$$\mu = 0.019\theta^{0.6} \tag{6-5}$$

在扭动角度分别为 5°、10°、15°时，钴铬钼合金球与仿生关节软骨扭动摩擦时的最大相对运动距离分别为：

$$l_1 = \frac{r_1\pi}{36}; l_2 = \frac{r_2\pi}{18}; l_3 = \frac{r_3\pi}{12} \tag{6-6}$$

式中，r_1、r_2、r_3 分别为扭动角度为 5°、10°、15°时的接触半径。

由上述公式得出：在扭动角度分别为 5°、10°、15°时，钴铬钼合金球与仿生关节软骨的平均扭动速度分别为 0.38 mm/s、0.76 mm/s、1.14 mm/s，从而可以看出随着扭动角度的增大，钴铬钼合金球与仿生关节软骨之间的相对运动距离以及平均扭动速度都呈现增大的趋势（见图6-16）。根据滑动摩擦理论中滑动速度与摩擦系数的关系，当滑行速度小于 20 mm/s时，随着滑动速度的增加，摩擦系数呈现上升的趋势。在扭动摩擦时，在扭动角度为 5°、10°、15°时，钴铬钼合金球与仿生关节软骨的平均扭动速度为 0.38 mm/s、0.76 mm/s、1.14 mm/s，其扭动速度均小于 20 mm/s。因此随着扭动角度的增大，摩擦系数呈现上升的趋势。在低滑动速率时，摩擦主要来源于仿生关节软骨的高分子链高分子链滴拉伸弹性力。高分子链滴的吸附时间 τ 随着速率 v 的增大而减小。由于在扭动摩擦时，扭动速度以及扭动距离较小，吸附破坏很少，吸附时间变化不明显，所以随扭动速度以及扭动距离增加，扭动摩擦系数逐渐增大。

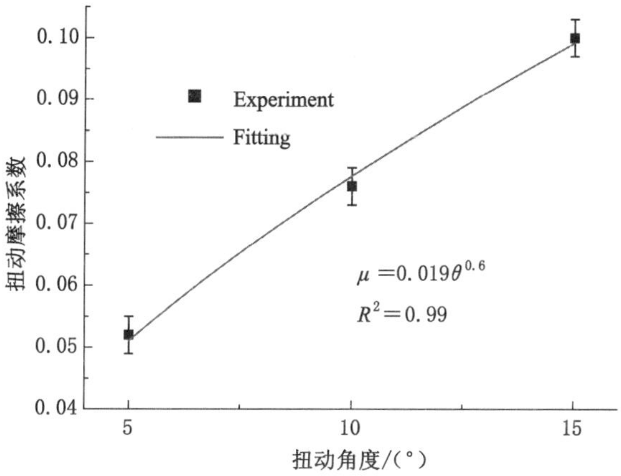

图 6-16　不同扭动角度下扭动摩擦系数与扭动角度的关系

6.4.2　扭动角度对仿生关节软骨液体承载特性的影响

图 6-17 示出了在载荷为 50 N，不同扭动角度下仿生关节软骨在扭动摩擦过程中的接触状态变化。从图 6-17 可以看出：在扭动摩擦初始阶段，仿生关节软骨与钴铬钼合金球的接触区域变化不大，且接触区域均处于滑移区，没有出现黏着区；当扭动摩擦到达稳定阶段时，仿生关节软骨的中心部分出现黏着区，并且随着扭动角度的增大，黏着区逐渐减小。这是由于随着扭动角度的增大，钴铬钼合金球与仿生关节软骨之间的滑动倾向增大，这导致滑移区增大，因此黏着区域减小。这也与 T-θ 曲线反映的仿生关节动力学行为相一致。

图 6-18 示出了在不同扭动角度下仿生关节软骨的液体承载能力。从图 6-18 可以看出：随着扭动角度的增大，仿生关节软骨的液体承载能力逐渐下降。钴铬钼合金球与仿生关节软骨接触界面间的液体孔隙流动速度随着扭动角度的增加而增加（见图 6-19）。其孔隙流动速度随着扭动角度增加而增加，导致钴铬钼合金球与仿生关节软骨接触区的液体流失严重，进而导致仿生关节软骨的液体承载能力下降。钴铬钼合金球与仿生关节软骨接触界面间的液体孔隙流动速度呈现非线性变化，导致仿生关节软骨的液体承载能力在扭动过程

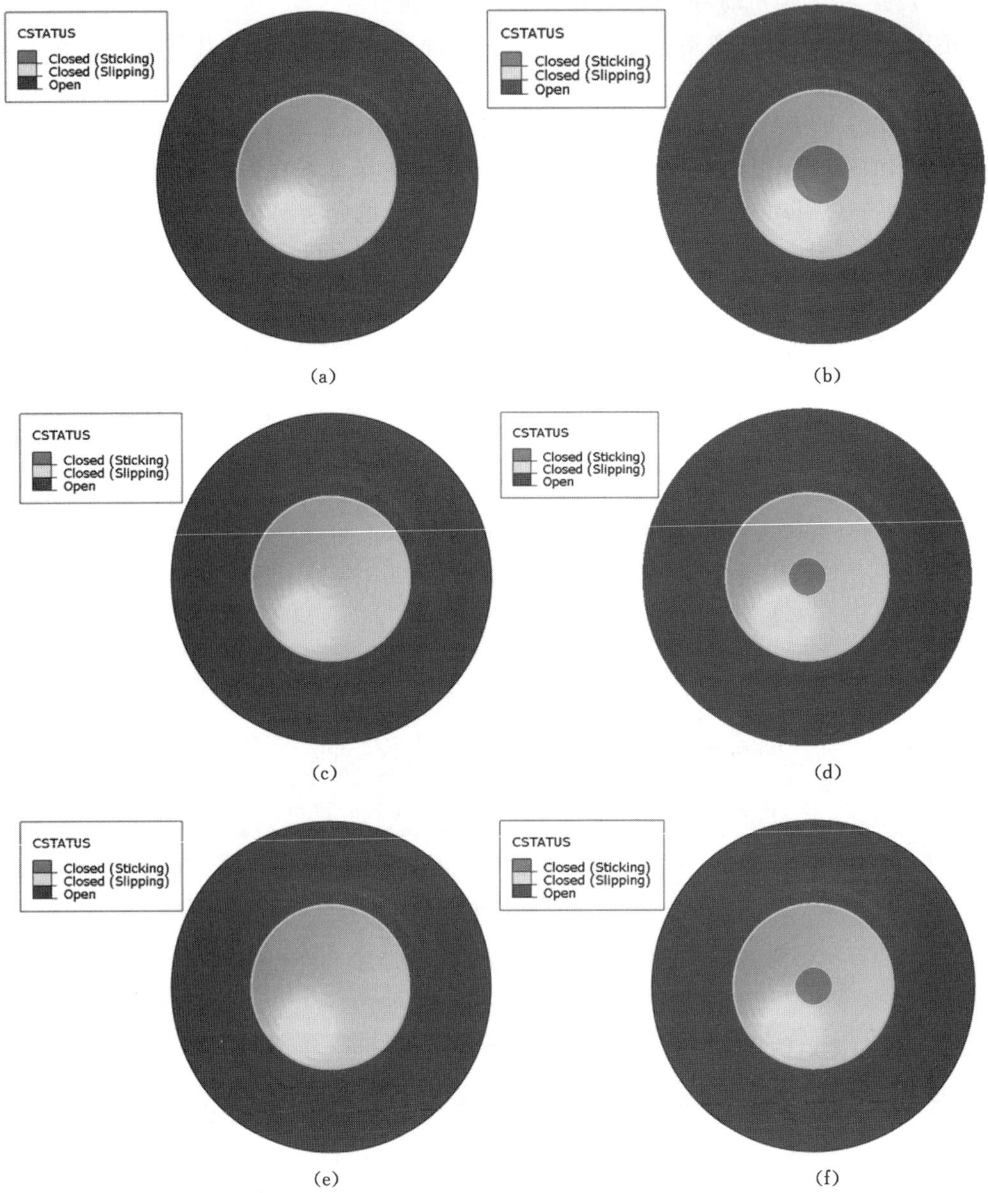

图 6-17　不同扭动角度下仿生关节软骨在扭动摩擦过程中的接触状态云图(50 N)

(a) 5°;(b) 10°;(c) 15°

中呈现非线性变化。在扭动摩擦初始阶段,钴铬钼合金球与仿生关节软骨接触界面间的液体孔隙流动速度较高,仿生关节软骨的液体承载能力迅速下降,因而其摩擦系数及扭动摩擦扭矩会迅速上升。随着钴铬钼合金球与仿生关节软骨的扭动摩擦,钴铬钼合金球回到与仿生关节软骨接触的初始位置,由于初始接触位置的液相流失过多,导致液体孔隙流动速度较小。进入下一个扭动周期后,仿生关节软骨的液体孔隙流动速度有上升的趋势,与钴铬钼合金球接触的仿生关节软骨界面间的液体逐渐流失,因而仿生关节软骨的液体承载能力又逐渐下降,但是在扭动周期内,仿生关节软骨的液体承载能力处于较高水平。

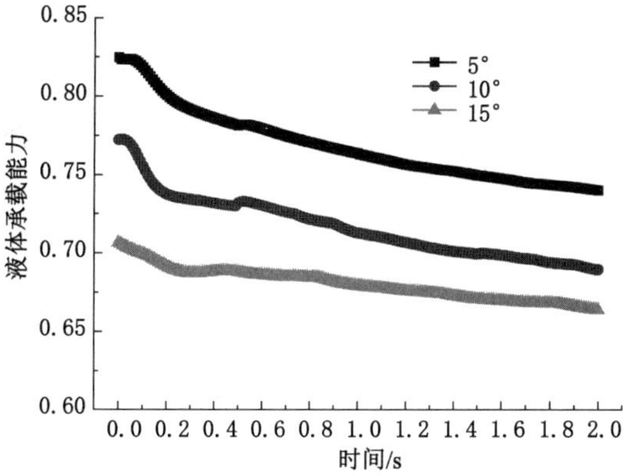

图 6-18　不同扭动角度下仿生关节软骨的液体承载能力

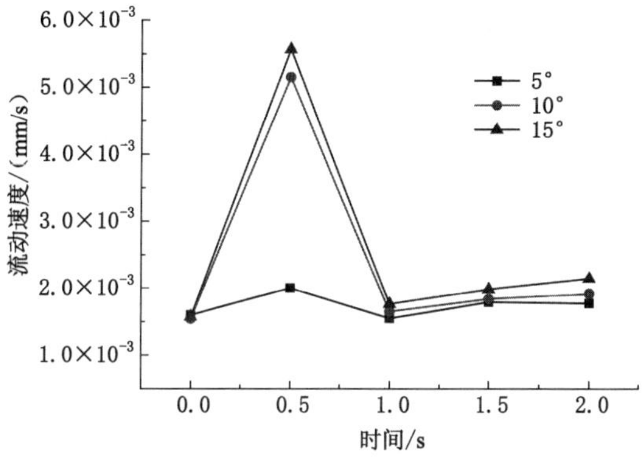

图 6-19　仿生关节软骨的孔隙液体流动速度

图 6-20 示出了在不同扭动角度下，仿生关节软骨在扭动摩擦时扭动摩擦系数与液体承载能力的关系。从图 6-20 可以看出：摩擦系数与液体承载能力呈现线性关系。随着液体承载能力的下降，摩擦系数逐渐增大。其线性关系方程为：

$$\mu = 0.436 - 0.489W^{f}/W \qquad (6\text{-}7)$$

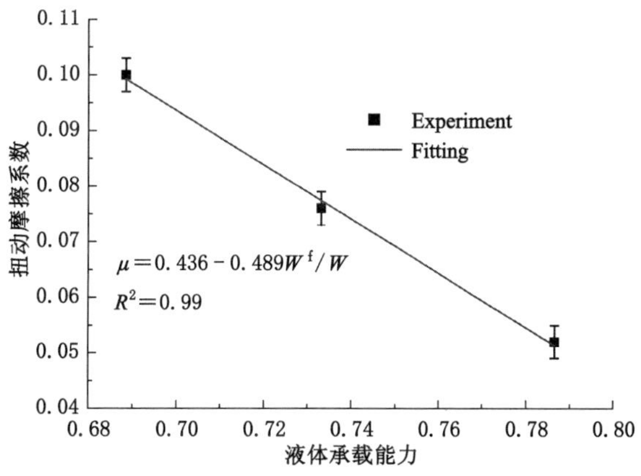

图 6-20　不同扭动角度下仿生关节软骨在扭动摩擦时扭动摩擦系数与液体承载能力的关系

这也与理论模型 $\mu_{\mathrm{eff}}=\mu_{\mathrm{eq}}[1-(1-\varphi)W^{\mathrm{f}}/W]$ 相一致。扭动摩擦系数与液体承载能力呈现负线性关系。这主要是由于仿生关节软骨的液相流失引起的。从图 6-19 可以得知：随着扭动角度的增大，仿生关节软骨的液体流动速度增大，引起液相流失，进而导致仿生关节软骨的液体承载能力逐渐下降、扭动摩擦系数逐渐增大。由摩擦系数与液体承载能力的关系方程可以得出，当液体承载能力 $W^{\mathrm{f}}/W\rightarrow 0$ 时，扭动摩擦系数增加到最大；当扭动角度从 5°增大到 15°时，W^{f}/W 从 0.79 降低到 0.69，扭动摩擦系数由 0.052 增大到 0.1。

6.5 本章小结

通过试验及其结果分析，本章得到如下结论。

(1) 仿生关节软骨在扭动摩擦的初始阶段 T-θ 曲线为平行四边形。随着扭动摩擦的进行，T-θ 曲线转变为类椭圆形，仿生关节软骨扭动摩擦的相对运动状态由完全滑移状态转变为黏滑混合状态。在扭动摩擦初始阶段，接触界面处于完全润滑状态，扭动摩擦界面处于完全滑移状态；随着扭动摩擦的进行，仿生关节软骨表面的液相逐渐流失，仿生关节软骨的液体承载能力下降，仿生关节软骨的固相基质承载增强，因而接触界面的状态发生转变，即由完全滑移状态转变为黏滑混合状态。

(2) 随着载荷的增大，摩擦系数呈上升的变化趋势，且与载荷呈幂函数关系。其函数关系式为：$\mu=0.0289+0.00278p^{1/3}$。仿生关节软骨中心的黏区逐渐增大。随着载荷的增大，仿生关节软骨的液体流动速度增大，引起液相流失，进而导致仿生关节软骨的液体承载能力下降、扭动摩擦系数逐渐增大。两者的关系方程为：$\mu=0.291-0.294W^{\mathrm{f}}/W$。

(3) 随着扭动角度的增大，钴铬钼合金球与仿生关节软骨之间的相对运动距离以及平均扭动速度都呈现增大的趋势。由于在扭动摩擦时，扭动速度以及扭动距离较小，吸附破坏很少，吸附时间变化不明显，所以随扭动速度以及扭动距离增加缓慢，扭动摩擦系数逐渐增大。随着扭动角度的增大，钴铬钼合金球与仿生关节软骨之间的滑动倾向增大，导致滑移区增大。因此随着扭动角度的增大，仿生关节软骨中心的黏着区逐渐减小。仿生关节软骨的液体流动速度随扭动角度的增大而增大，引起其液相流失，导致其液体承载能力下降，其摩擦系数逐渐增大。两者的关系方程为：$\mu=0.436-0.489W^{\mathrm{f}}/W$。

第 7 章　运动方式对仿生关节软骨摩擦行为影响

7.1　引　　言

人体的髋关节、膝关节的基本运动形式有屈伸、内收外展、内外旋及环转等。因此要求仿生关节软骨在各种运动方式下都具备良好的液体承载及润滑性能。研究仿生关节软骨在滑动、摆动及扭动条件下的液体承载以及摩擦磨损性能至关重要。为了解运动方式对仿生关节软骨摩擦行为的影响，本章考察仿生关节软骨在不同运动方式（滑动摩擦、摆动摩擦、扭动摩擦）下的摩擦磨损性能以及液体承载能力，探究三种运动方式对仿生关节软骨摩擦润滑的影响关系；利用化学结合法制备出带有仿生关节软骨层的关节窝，通过髋关节模拟试验研究仿生关节窝的摩擦磨损性能，探究仿生关节软骨层的承载机制以及损伤机理，为仿生关节修复材料的研究提供理论基础。

7.2　仿生关节窝制备

仿生关节窝制备装置见图 7-1。

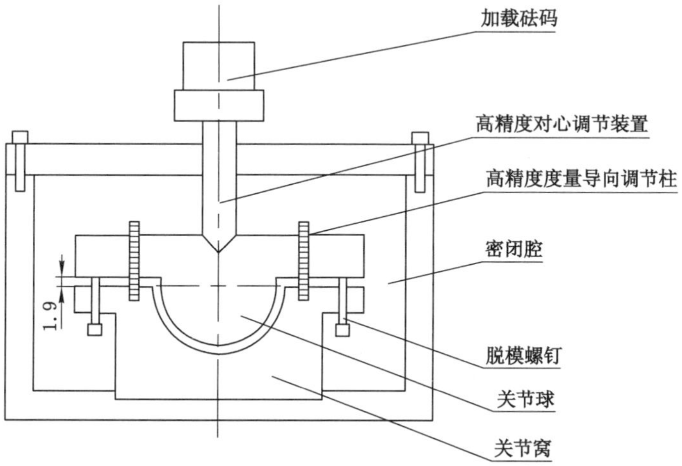

图 7-1　仿生关节窝制备装置

将超高分子量聚乙烯加工成关节窝，并进行粗糙处理以增大氧化酯化的反应面积。以及与水凝胶的固定面积，仿生关节窝的直径为(32.0±0.1) mm，其球度径向偏差不超过100 μm。加工与关节窝配合的不锈钢金属的关节球。关节球的直径为(28.0±0.1) mm，其球度径向偏差不超过10 μm。加工4个高精度刻度定位-导向调节柱(刻度精度可以达到0.1 mm)和对心控制装置。利用化学接枝的方法处理超高分子量聚乙烯关节窝。将超高分子量聚乙烯关节窝置入密闭腔底部的中间凹槽中，确保超高分子量聚乙烯关节窝的中心轴线与密闭腔中心轴线在同一条直线上；将高精度刻度定位-导向调节柱放于超高分子量聚乙烯关节窝之上，将关节球置于高精度刻度定位-导向调节柱上，确保超高分子量聚乙烯关节窝的中心轴线与关节球的中心轴线在同一条直线上。利用对心控制装置调节关节球的位置。通过4个高精度刻度定位-导向调节柱监测记录关节球与关节窝4个位置的间隙，严格控制关节球与关节窝的间隙为1.9 mm[由于人工关节软骨具有弹性恢复变形的性能，故将关节球与关节窝的间隙调为1.9 mm，当人工关节软骨成型后，其厚度即变为(2.0±0.1) mm]，从而使关节球与关节窝的中心在同一位置，并保持此状态。将密闭腔利用螺钉封死并进行抽真空处理。按上述方法处理后，放入温度为−20 ℃的低温存储箱中冷冻6～10 h后，取出装置，置于室温下解冻2～3 h；之后，再放入低温存储箱中进行冷冻……如此冷冻、解冻9次后，打开密闭腔，旋动脱模螺钉可将关节球顶出，使关节球与关节窝脱离；将关节窝置于去离子水中保存，即制得带有(2.0±0.1) mm厚仿生关节软骨层的关节窝(见图7-2)。

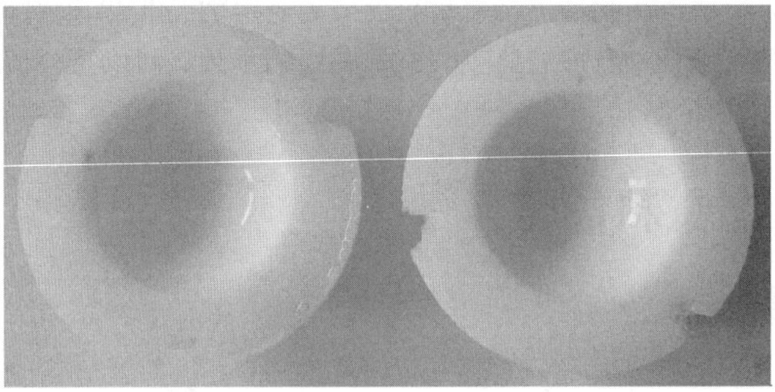

图7-2　仿生关节窝

7.3　试验装置与试验参数

滑动摩擦、摆动摩擦、扭动摩擦的试验装置、试验参数如第4章、第5章、第6章所述。

首次尝试在髋关节模拟试验机进行带有仿生关节软骨关节窝的髋关节摩擦磨损试验。髋关节模拟试验机如图7-3所示。髋关节模拟试验机由两个运动轴组成。上轴可以实现±15°的扭动，下轴可以实现±30°的摆动。要求安装试样时，股骨头的中心到股骨头固定器平面的距离为45 mm。髋关节摩擦磨损试验时载荷、运行方式以及角度如图7-4所示。试验中用到的CoCrMo合金股骨头为北京市春立正达科技有限公司的CL系列髋关节假体。其直径为28 mm。润滑介质为25%稀释小牛血清。将UHMWPE仿生关节作为对比试样，同步进行生物摩擦学试验。

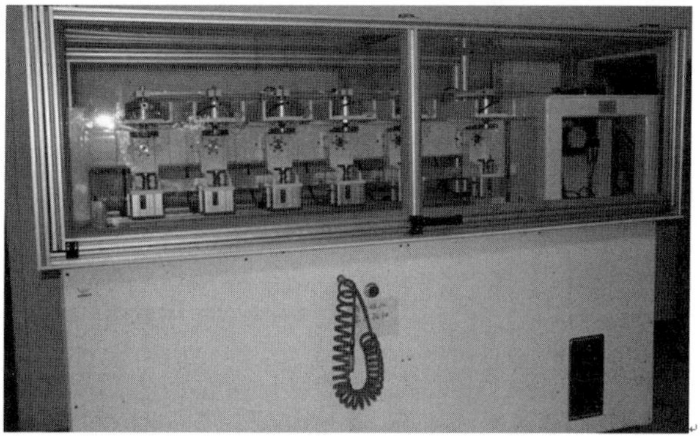

图 7-3　髋关节模拟试验机

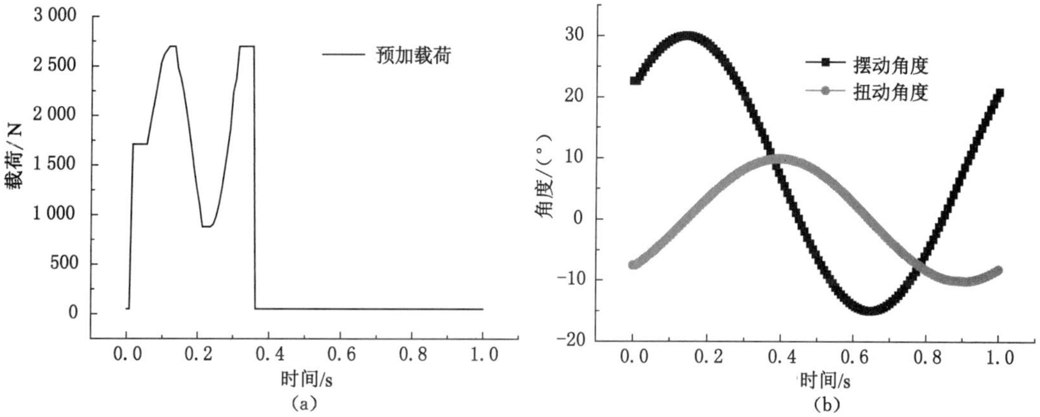

图 7-4　髋关节摩擦磨损试验条件

(a) 载荷；(b) 运行角度

7.4　载荷与仿生关节软骨运动方式关系研究

图 7-5 示出了不同运动方式下仿生关节软骨摩擦系数与载荷的关系。从图 7-5 中可以看出：随着载荷的增大，仿生关节软骨的滑动摩擦系数、摆动摩擦系数及扭动摩擦系数均呈现上升的趋势，并且仿生关节软骨的滑动摩擦明显大于摆动摩擦系数与扭动摩擦系数。随着载荷的增大，仿生关节软骨的变形深度逐渐增大，摩擦需要克服仿生关节软骨的变形力增大；另外，钴铬钼合金球与仿生关节软骨的接触面积增大，被吸附仿生关节高分子链滴的数量 m 随正压力的增大而增加。在低滑动速度下，$F \propto mv\tau$，而 $m \propto p$，因而 F 随 p 的增加而增大。因此摩擦系数随载荷的增大而逐渐增大。三种运动方式下，摩擦系数与载荷的关系如下：

滑动摩擦时，

$$\mu = 0.077p^{0.28} \tag{7-1}$$

摆动摩擦时，

$$\mu = 0.0061p^{0.79} \tag{7-2}$$

扭动摩擦时，

$$\mu = 0.014p^{0.43} \tag{7-3}$$

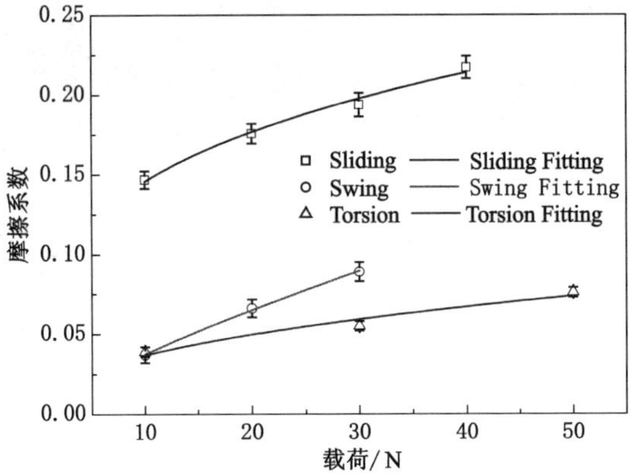

图 7-5　不同运动方式下仿生关节软骨摩擦系数与载荷的关系

根据摩擦系数与载荷的关系方程可以得出：在小载荷条件下，仿生关节软骨的摆动摩擦系数与扭动摩擦系数非常小，其滑动摩擦系数最大。随着载荷的增大，仿生关节软骨扭动摩擦系数的增长速率最小，因此仿生关节软骨的扭动摩擦系数一直处于非常低的水平。仿生关节软骨滑动摩擦系数与扭动摩擦系数的增长速率相近。由于仿生关节软骨起始的摆动摩擦系数较小，所以随着载荷的增大，仿生关节软骨的摆动摩擦系数亦较小。

图 7-6 示出了不同运动方式下仿生关节软骨摩擦系数与液体承载能力的关系。从图 7-5中可以看出：随着仿生关节软骨液体承载能力的下降，其滑动摩擦系数、摆动摩擦系数及扭动摩擦系数均呈现上升的趋势。随着液体承载能力的下降，仿生关节软骨滑动摩擦系数的增长速率最大，并且由于滑动摩擦时，仿生关节软骨的液体承载能力低，所以其滑动摩擦系数一直较大。当仿生关节处于摆动摩擦及扭动摩擦时，仿生关节软骨的液体承载能力较高，因而，其摆动摩擦系数与扭动摩擦系数较低。三种运动方式下摩擦系数与液体承载能力的关系如下：

滑动摩擦时，

$$\mu = 1.4 - 1.83W^{\mathrm{f}}/W \tag{7-4}$$

摆动摩擦时，

$$\mu = 0.43 - 0.47W^{\mathrm{f}}/W \tag{7-5}$$

扭动摩擦时，

$$\mu = 0.291 - 0.294W^{\mathrm{f}}/W \tag{7-6}$$

根据三种运动下的摩擦系数与液体承载能力的关系，当液体承载能力下降 0.1 时，滑动摩擦系数、摆动摩擦系数、扭动摩擦系数分别增大 0.183、0.047、0.029 4，因此可以看出：仿生关节软骨的液体承载能力对摩擦性能的影响程度。

图 7-7 示出了在载荷为 30 N 时，三种运动方式下时仿生关节软骨的液体流动速度。从图 7-7 中可以看出：仿生关节软骨在滑动摩擦、摆动摩擦、扭动摩擦时，其液体流动速度分别为 2.9×10^{-2} mm/s、7.6×10^{-3} mm/s、5.0×10^{-3} mm/s。仿生关节软骨接触区存在液体流动，会引起仿生关节软骨接触区液体流失。并且在滑动摩擦时，仿生关节软骨的液体流动速

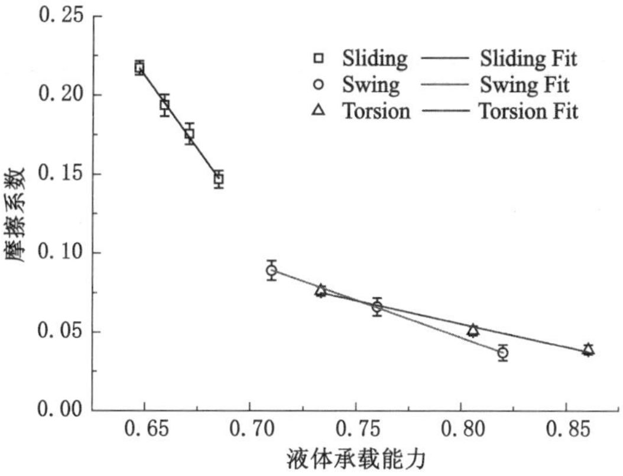

图 7-6　不同运动方式下仿生关节软骨摩擦系数与液体承载能力的关系

度最大，其液体流失最为严重，进而导致仿生关节软骨的液体承载能力下降，固体基质承载增加，因此其滑动摩擦系数最大。在摆动摩擦与扭动摩擦时，仿生关节软骨的液体流动速度约为在滑动摩擦时的 1/4、1/6，因而其液体承载能力较强，因此其摆动摩擦系数与扭动摩擦系数较小。

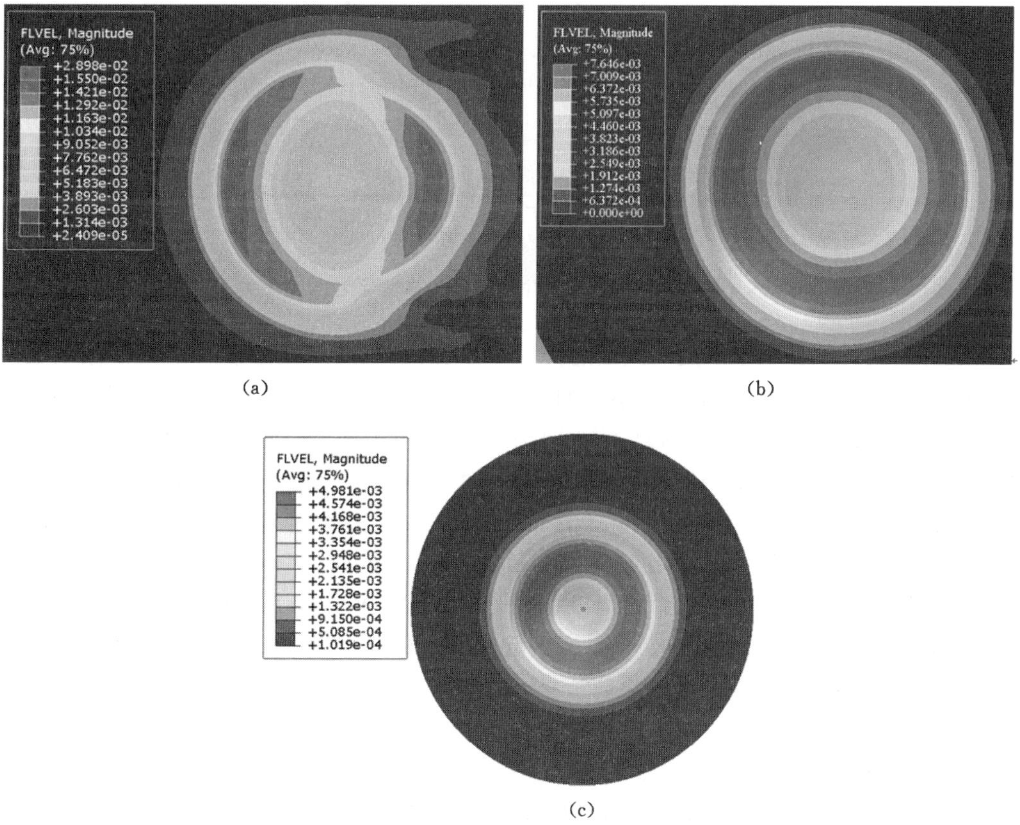

图 7-7　不同运动方式下仿生关节软骨的液体流动速度云图(30 N)

(a) 滑动；(b) 摆动；(c) 扭动

7.5 速度与仿生关节软骨运动方式关系研究

图 7-8 示出了三种不同运动方式下仿生关节软骨摩擦系数与速度的关系（低速）。从图 7-8中可以看出：随着速度的增大，仿生关节软骨的滑动摩擦系数、摆动摩擦系数、扭动摩擦系数均呈现上升的趋势。三种运动方式下摩擦系数与速度的关系如下：

滑动摩擦时，

$$\mu = 0.07v^{0.26} \tag{7-7}$$

摆动摩擦时，

$$\mu = 0.018v^{0.45} \tag{7-8}$$

扭动摩擦时，

$$\mu = 0.092v^{0.6} \tag{7-9}$$

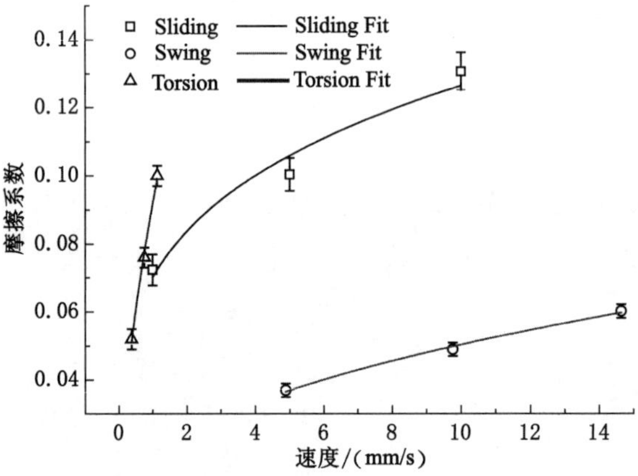

图 7-8 不同运动方式下仿生关节软骨摩擦系数与速度的关系

从仿生关节软骨摩擦系数与速度的关系可以看出：扭动摩擦速度对扭动摩擦系数的影响最大，滑动摩擦速度对滑动摩擦系数的影响次之，摆动摩擦速度对摆动摩擦系数的影响最小。当滑动摩擦速度从 1 mm/s 增大到 10 mm/s 时，仿生关节软骨的滑动摩擦系数从0.072 增大到了 0.13；当摆动摩擦速度从 4.88 mm/s 增大到 14.64 mm/s 时，仿生关节软骨的摆动摩擦系数从 0.037 增大到了 0.06；同样，当扭动摩擦速度从 0.38 mm/s 增大到 1.14 mm/s时，仿生关节软骨的扭动摩擦系数从 0.052 增大到了 0.1。因此可以看出：滑动速度与扭动速度对仿生关节软骨的摩擦系数影响较大。特别的是在扭动摩擦时，钴铬钼合金球与仿生关节软骨的接触区域不变，会引起接触区的液体持续流失，液体不能及时流回接触区域，因而固体基质承载增大，并且随着扭动摩擦速度的增大，液体流动速度增大，液体流失更加严重。这最终导致扭动摩擦系数增大。

图 7-9 示出了不同运动方式下仿生关节软骨摩擦系数与液体承载能力的关系。从图 7-9中可以看出：随着仿生关节软骨液体承载能力的下降，其滑动摩擦系数、摆动摩擦系数及扭动摩擦系数均呈现上升的趋势。随着液体承载能力的下降，仿生关节软骨滑动摩擦系数的增长速率最大，并且由于滑动摩擦时，仿生关节软骨的液体承载能力低，所以仿生关节软骨滑动摩擦系数一直较大。当仿生关节处于摆动摩擦及扭动摩擦时，仿生关节软骨的

液体承载能力较高，因而，其摆动摩擦系数与扭动摩擦系数要比滑动摩擦摩擦系数小。三种运动方式下摩擦系数与液体承载能力的关系如下：

滑动摩擦时，

$$\mu = 1.22 - 1.59W^{f}/W \tag{7-10}$$

摆动摩擦时，

$$\mu = 0.46 - 0.52W^{f}/W \tag{7-11}$$

扭动摩擦时，

$$\mu = 0.44 - 0.49W^{f}/W \tag{7-12}$$

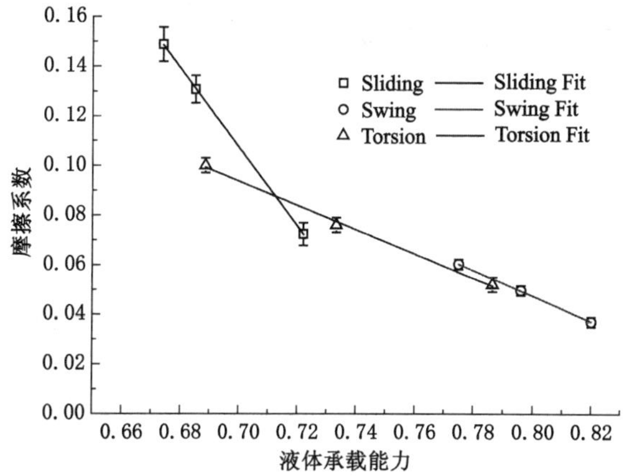

图 7-9　不同运动方式下仿生关节软骨摩擦系数与液体承载能力的关系

在滑动摩擦时，仿生关节软骨的液体承载能力从 0.722 降低到 0.674，其滑动摩擦系数增大了 0.058；在摆动摩擦时，仿生关节软骨的液体承载能力从 0.82 降低到 0.775，其摆动摩擦系数增大了 0.023；同样，在扭动摩擦时，仿生关节软骨的液体承载能力从 0.786 降低到 0.688，其扭动摩擦系数增大了 0.48。由此可以看出：在三种运动方式下，随着速度的增大，在扭动摩擦与滑动摩擦时仿生关节软骨液体承载能力下降较大。因此在扭动摩擦与滑动摩擦时仿生关节软骨的摩擦系数较大。

图 7-10 示出了相同载荷下，仿生关节软骨在滑动摩擦与摆动摩擦时的液体流动速度。从图 7-10 中可以看出：仿生关节软骨在滑动摩擦速度为 5 mm/s、摆动摩擦速度为 4.88 mm/s 时，其液体流动速度分别为 1.98×10^{-2} mm/s、1.05×10^{-2} mm/s。仿生关节软骨接触区液体的流动，会引起仿生关节软骨接触区液体流失。仿生关节软骨的液体流动速度越大，液体流失越严重，进而导致仿生关节软骨的液体承载能力下降，因此其摩擦系数越大。在摆动摩擦时，仿生关节软骨的液体流动速度约为滑动摩擦时的 1/2，所以其液体承载能力较强。因此其摆动摩擦系数明显小于滑动摩擦系数。

图 7-11 示出了相同载荷下，仿生关节软骨在滑动摩擦与扭动摩擦时的液体流动速度。从图 7-11 中可以看出：仿生关节软骨在滑动摩擦速度为 1 mm/s、扭动摩擦速度为 1.14 mm/s 时，其液体流动速度分别为 3.79×10^{-3} mm/s、2.72×10^{-3} mm/s。在扭动摩擦时，仿生关节软骨的液体流动速度约为滑动摩擦时的 1/6，液体流失少，所以仿生关节软骨的液体承载能力较强。因此其扭动摩擦系数明显小于滑动摩擦系数。

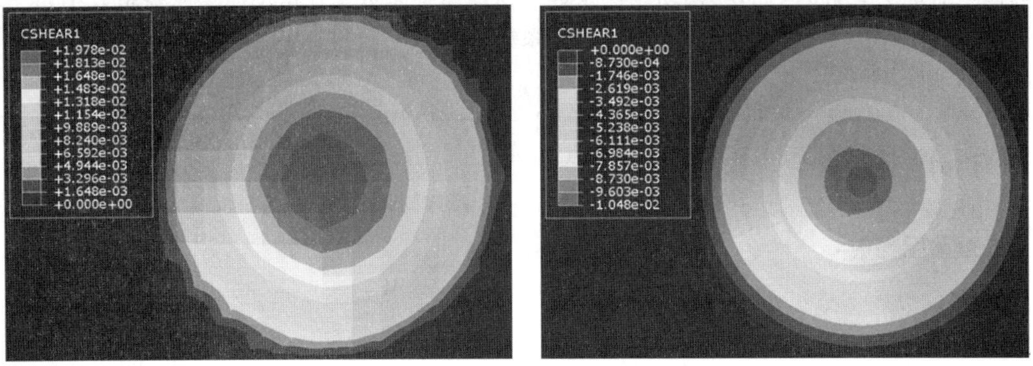

(a) (b)

图 7-10　仿生关节软骨在滑动摩擦与摆动摩擦时的液体流动速度云图

(a) 滑动速度为 5 mm/s;(b) 摆动速度为 4.88 mm/s

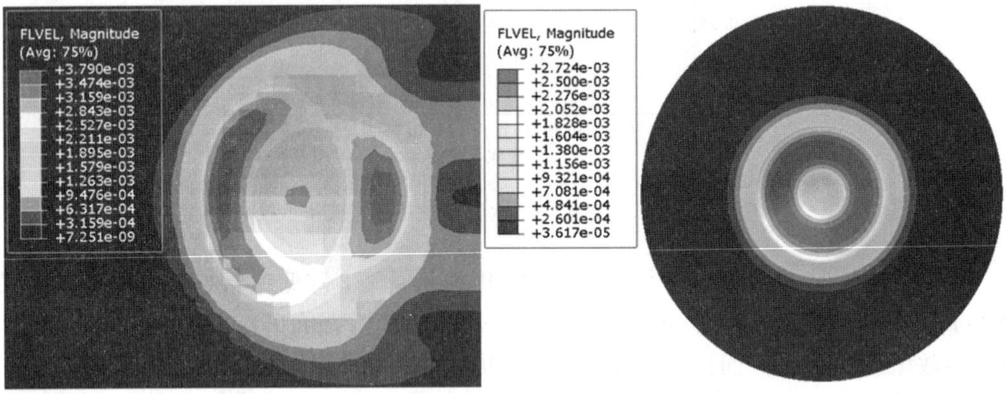

(a) (b)

图 7-11　仿生关节软骨在滑动摩擦与扭动摩擦时的液体流动速度云图

(a) 滑动速度为 1 mm/s;(b) 扭动速度为 1.14 mm/s

7.6　仿生关节窝生物摩擦学损伤试验研究

图 7-12 示出了利用化学结合法制备获得的带有仿生关节软骨层的仿生关节窝的结合界面。从图 7-12 中可以看出:仿生关节软骨层与超高分子量聚乙烯结合良好,未发生分离现象。

图 7-13 示出了 UHMWPE 仿生关节与带有仿生关节软骨层的仿生关节窝在髋关节模拟试验机上的载荷响应。从图 7-13 中可以看出:带有仿生关节软骨层的仿生关节窝的力学载荷响应值明显小于 UHMWPE 仿生关节的。这说明带有仿生关节软骨层的仿生关节窝具有优良的载荷缓冲能力。在两个载荷峰值处,带有仿生关节软骨层的仿生关节窝的缓冲能力较 UHMWPE 仿生关节的提升了约 10%、8%。因此带有仿生关节软骨层的仿生关节

窝具有优良的力学承载特性。

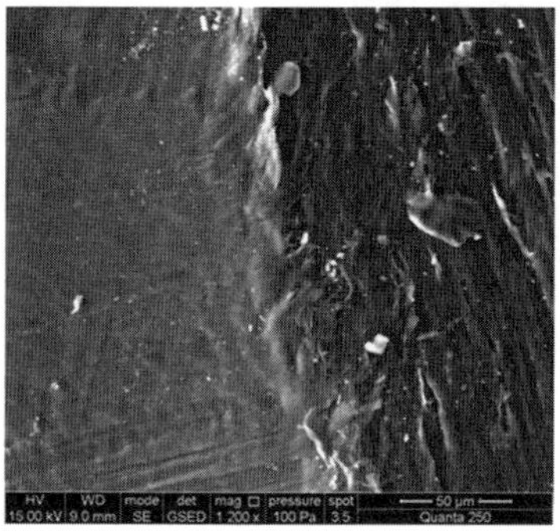

图 7-12　仿生关节窝的结合界面照片

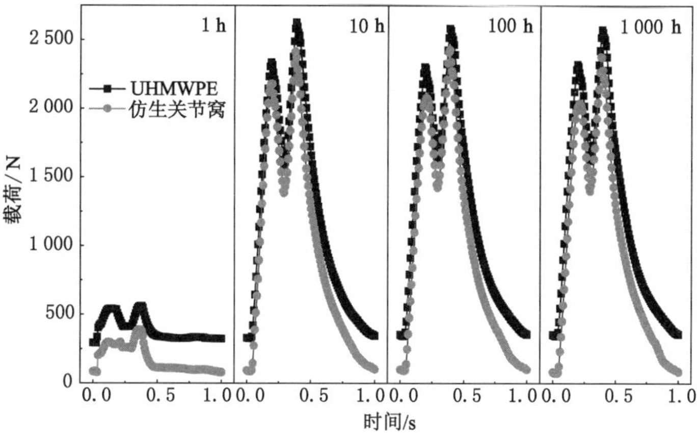

图 7-13　两种关节在髋关节模拟试验机上的载荷响应曲线

图 7-14 示出了带有仿生关节软骨层的仿生关节窝在髋关节试验机上获得的载荷响应。从图 7-14 中可以看出：随着循环周期的增大，带有仿生关节软骨层的仿生关节软骨的力学响应值逐渐增大。这说明带有仿生关节软骨层的仿生关节软骨的力学缓冲能力减弱。这是在高载荷循环作用下，仿生关节软骨的软骨层基体的液体大量流失，仿生关节软骨的软骨层发生磨损，使得带有仿生关节软骨层的仿生关节窝承载能力下降，其力学缓冲能力减弱，引起仿生关节软骨的破裂，最终导致仿生关节窝的失效（见图 7-15）。仿生关节窝耐磨损性能可以达到 3 000 周次。

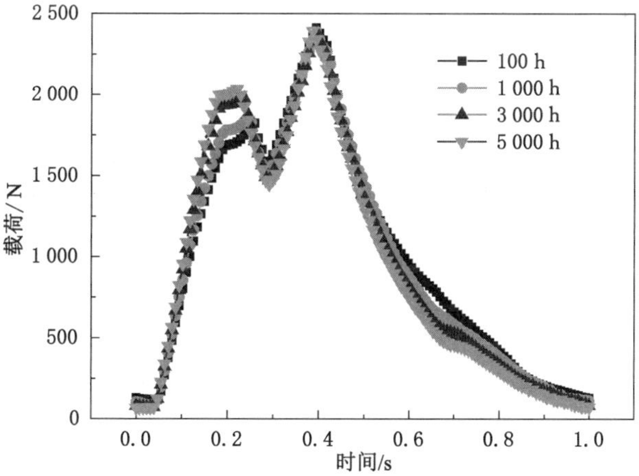

图 7-14　带有仿生关节软骨层的仿生关节窝的载荷响应曲线

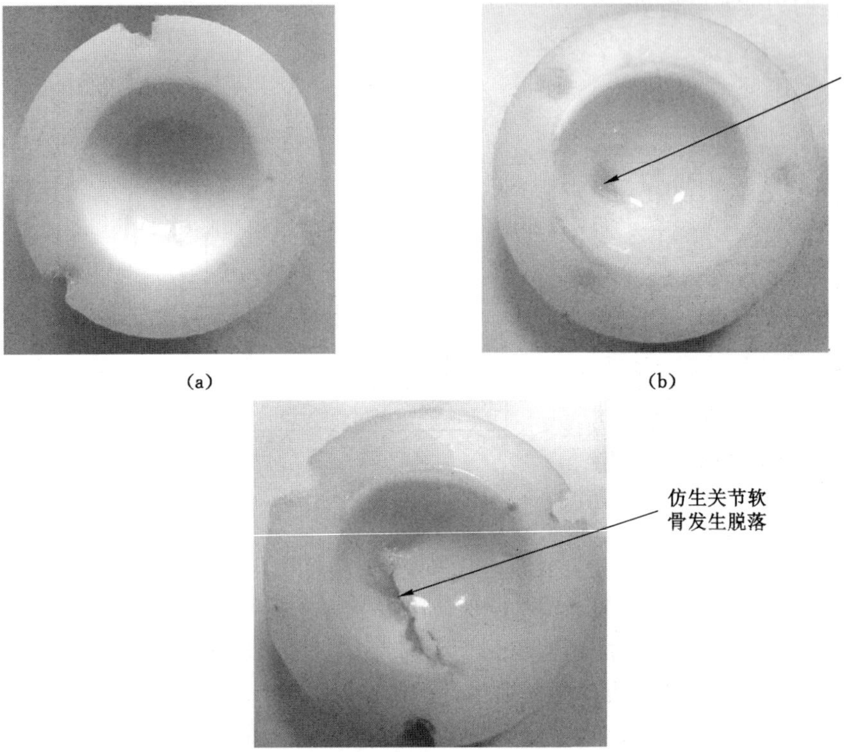

图 7-15　不同循环周次下仿生关节窝的形貌

(a) 1 000 周次；(b) 3 000 周次；(c) 5 000 周次

7.7　本章小结

(1) 随着载荷的增大，仿生关节软骨的变形深度逐渐增大，摩擦需要克服的变形力增大。随着载荷的增大，钴铬钼合金球与仿生关节软骨的接触面积增大，被吸附仿生关节高分子链滴的数量 m 随正压力的增大而增加。在低滑动速度下，$F\propto mv\tau$，而 $m\propto p$，因此摩擦系数随载荷的增大逐渐增大。

(2) 在相同载荷下，仿生关节软骨的液体承载能力对其摩擦性能影响较大。当液体承载能力下降 0.1 时，仿生关节软骨的滑动摩擦系数、摆动摩擦系数、扭动摩擦系数分别增大 0.183、0.047、0.029 4。摆动摩擦与扭动摩擦时，仿生关节软骨的液体流动速度约为滑动摩擦时的 1/4、1/6。在其液体承载能力较强，因此其摩擦系数较小。

(3) 滑动速度与扭动速度对仿生关节软骨的摩擦系数影响较大。在扭动摩擦时，钴铬钼合金球与仿生关节软骨的接触区域不变，会引起接触区的液体持续流失，液体不能及时流回接触区域，固体基质承载增大。随着扭动摩擦速度的增大，液体流动速度增大，液体流失更加严重。这最终导致扭动摩擦系数增大。

(4) 随着速度的增大，在扭动摩擦与滑动摩擦时仿生关节软骨液体承载能力下降较大。因此扭动摩擦与滑动摩擦时仿生关节软骨的摩擦系数较大。

(5) 带有仿生关节软骨层的仿生关节窝具有优良的载荷缓冲能力。其缓冲能力较 UHMWPE 仿生关节的提升了约 10%。在高载荷循环作用下，仿生关节窝的软骨层基体的液体大量流失，仿生关节软骨的软骨层发生磨损，使得带有仿生关节软骨层的仿生关节窝承载能力下降，其力学缓冲能力减弱，引起仿生关节软骨的破裂，最终导致仿生关节软骨的失效。仿生关节窝耐磨损性能可以达到 3 000 周次。

参 考 文 献

[1] 鲍磊.PAMPS-PAAM 互穿网络凝胶的摩擦磨损性能研究[D].北京:北京化工大学,2012.
[2] 蔡振兵.扭动微动磨损机理研究[D].成都:西南交通大学,2009.
[3] 蔡振兵,杨莎,高姗姗,等.扭动摩擦条件下软骨损伤行为研究[J].四川大学学报:工程科学版,2011,43(3):209-213.
[4] 蔡振兵,朱旻昊,俞佳,等.扭动微动的模拟及其试验研究[J].摩擦学学报,2008,28(1):18-22.
[5] 参考文献
[6] 陈建洪,唐倩,田词,等.新型纳米仿生骨植入材料的生物相容性的初步研究[J].中山大学学报:医学科学版,2008,29(5):629-632.
[7] 程慧茹,张德坤.PVA-Silk 复合水凝胶的摩擦磨损性能研究[J].润滑与密封,2010(3):14-18.
[8] 程慧茹,张德坤,沈艳秋,等.沉淀法制备 PVA/HA 复合水凝胶的摩擦性能研究[J].摩擦学学报,2008,28(5):422-427.
[9] 崔媛,段潜,李艳辉.透明质酸的研究进展[J].长春理工大学学报,2011,34(3):101-106.
[10] 代新祥,陈晓明,李世普.人工关节发展及未来[J].武汉工业大学学报,1998,20(4):12-14.
[11] 戴祖明.仿生软骨与硬面基底结合的制备工艺及性能评价.[D].徐州:中国矿业大学,2013.
[12] 丁海,朱振安.髋臼的解剖形态及生物力学研究进展[J].医用生物力学,2008(5).
[13] 杜森,张岩,郑强.聚 2-丙烯酰胺-2-甲基丙磺酸水凝胶-玻璃体系中水凝胶压缩模量对摩擦行为的影响[J].高等学校化学学报,2010(4):829-833.
[14] 盖学周,饶平根,赵光岩,等.人工关节材料的研究进展[J].材料导报,2006,20(1):46-49.
[15] 高瀚文,杨荣杰,何吉宇,等.冷冻/解冻制备的聚乙烯醇水凝胶的结构和流变性研究[J].高分子学报,2010(5):542-549.
[16] 葛世荣,王成焘.人体生物摩擦学的研究现状与展望[J].摩擦学学报,2005,25(2):186-191.
[17] 顾正秋,肖久梅.人工软骨材料-聚乙烯醇水凝胶的研制[J].北京科技大学学报,1999,21(1):40-43.
[18] 关静,高萍,黄姝杰,等.聚乙烯醇水凝胶的生物相容性评价[J].中国组织工程研

究与临床康复,2009,13(12):2227-2231.
[19] 郭涛,韩志,杨天府,等.多孔聚乙烯醇/明胶软骨组织工程支架复合材料的制备及其生物相容性[J].中国组织工程研究,2011,15(25):4587-4590.
[20] 郭兴林,李福绵.聚乙烯醇和丙烯酸-β-羟乙酯水凝胶的摩擦学特性[J].高等学校化学学报,2001,22(8):1434-1436.
[21] 郝彤,刘暾,吕双红,等.采用温敏性壳聚糖水凝胶体外构建组织工程化软骨的实验研究[J].解放军医学杂志,2007,32(5):500-502.
[22] 胡新亮.基板及介质对聚乙烯醇水凝胶摩擦行为的影响[D].杭州:浙江大学,2008.
[23] 雷宏宇,范雪荣,王强,等.壳聚糖-透明质酸复合凝胶的制备[J].化工进展,2014,33(9):2398-2402.
[24] 李锋,李元超,贾晓峰,等.关节软骨模拟运动摩擦磨损行为研究[J].摩擦学学报,2011,1:30-35.
[25] 刘芳,周晓莲,崔凤萍,等.聚甲基丙烯酸羟乙酯水凝胶人工晶体状材料的合成与性能[J].生物医学工程学杂志.2007,24(3):595-598.
[26] 刘捷,杨旭阳,汤克勇,等.物理交联聚乙烯醇/明胶复合水凝胶透明性的溶剂敏感性[J].高分子材料科学与工程,2012,28(9):69-71.
[27] 刘娟,沈火明,杨翊仁.扭动微动接触表面摩擦行为数值模拟[J].四川大学学报:工程科学版,2012(S2):64-67.
[28] 马如银.水凝胶仿生关节软骨材料的制备与性能评价[D].南京:南京理工大学,2010.
[29] 潘育松.n-HA/PVA 凝胶关节软骨修复材料制备与性能研究[D].南京:南京理工大学,2008.
[30] 潘育松,熊党生,陈晓林,等.聚乙烯醇水凝胶/不锈钢摩擦性能研究[J].功能材料,2007,37(12):1974-1977.
[31] 潘育松,熊党生,马如银.聚乙烯醇水凝胶/钛合金摩擦磨损特性的正交试验研究[J].摩擦学学报,2007,27(2):132-136.
[32] 钱善华.天然关节软骨的摩擦行为研究[D].徐州:中国矿业大学,2009.
[33] 秦颖哲,林 强.壳聚糖水凝胶在生物医学材料方面的研究进展[J].中国组织工程研究,2012,16(34):6389-6392.
[34] 沈艳秋,张德坤,葛世荣.聚乙烯醇/纳米羟基磷灰石复合水凝胶的接触变形与启动摩擦特性研究[J].摩擦学学报,2008,28(2):97-102.
[35] 沈艳秋,张德坤,钱善华,等.聚乙烯醇/纳米羟基磷灰石复合水凝胶溶胀机制和启动摩擦性能研究[J].润滑与密封,2009,34(5):42-46.
[36] 孙媛.高强度低摩擦水凝胶的研究[D].武汉:湖北工业大学,2011.
[37] 佟金,马云海,任露泉.天然生物材料及其摩擦学[J].摩擦学学报,2001,21(4):315-320.
[38] 王迎军,刘青,郑裕东,等.沉淀法原位复合聚乙烯醇(PVA)/羟基磷灰石(HA)水凝胶的结构与性能研究[J].中国生物医学工程学报,2005,24(2):150-153.

[39] 吴刚，王成焘，张文光. 仿生人工软骨材料的摩擦磨损性能及润滑机理研究[J]. 摩擦学学报，2009，29(2)：157-162.

[40] 席征，蒿银伟，张志国，等. 化学交联聚乙二醇水凝胶的制备方法[J]. 化学推进剂与高分子材料，2011，9(3)：36-43.

[41] 杨晓芳. 生物材料生物相容性评价研究进展[J]. 生物医学工程学杂志，2001，18(1)：123-128.

[42] 杨志华，莫坚，王大伟. 人工关节后期无菌性松动的研究进展[J]. 中医正骨，2007，19(5)：68-70.

[43] 杨中民，周智华，孔令臣，等. 明胶/透明质酸复合支架材料的制备及性能[J]. 粉末冶金材料科学与工程，2013，17(6)：810-817.

[44] 余啟聪，李沁华，陈健苏. 聚乙烯醇-海藻酸钙-透明质酸复合水凝胶材料的含水特性[J]. 中国组织工程研究与临床康复，2008，12(23)：4445-4449.

[45] 张德坤，葛世荣，沈艳秋，等. PVA-蚕丝复合水凝胶的制备与性能评价[J]. 中国矿业大学学报，2007，36(5)：622-625.

[46] 张金凤. γ 辐照 PVA 基水凝胶关节软骨修复材料的制备和性能研究[D]. 南京：南京理工大学，2009.

[47] 张岩. 聚 2-丙烯酰胺-2-甲基丙磺酸水凝胶[D]. 杭州：浙江大学，2010.

[48] 赵铭，郑启新. 人工关节材料的研究进展[J]. 生物骨科材料与临床研究，2004，1(7)：53-56.

[49] 郑稼，金毅，赵炬才. 人工关节术后松动因素研究进展[J]. 中国矫形外科杂志，2006，14(5)：381-383.

[50] 郑裕东，王迎军. 生物活性聚乙烯醇/羟基磷灰石复合水凝胶的结构与性能[J]. 材料科学与工程，2002，20(2)：170-172.

[51] 周仲荣. 关于我国生物摩擦学研究的思考[J]. 机械工程学报，2004，40(5)：7-10.

[52] 朱金国，夏建龙. 人工关节材料的研究进展与骨科临床应用[J]. 中国组织工程研究与临床康复，2008，12(19)：3697-3700.

[53] ACCARDI M A，DINI D，CANN P M. Experimental and numerical investigation of the behaviour of articular cartilage under shear loading-interstitial fluid pressurisation and lubrication mechanisms[J]. Tribology International，2011，44(5)：565-578.

[54] ACCARDI M A. Numerical and experimental characterisation of articular cartilage：a study on biomechanics and biotribology，osteoarthritis and tissue engineering solutions[D]. London ：Imperial College London，2013.

[55] ADAM C，ECKSTEIN F，MILZ S，et al. The distribution of cartilage thickness within the joints of the lower limb of elderly individuals[J]. Journal of Anatomy，1998，193(2)：203-214.

[56] AHMED J，GUO H，YAMAMOTO T，et al. Sliding Friction of Zwitterionic Hydrogel and Its Electrostatic Origin[J]. Macromolecules，2014，47(9)：3101-3107.

[57] AIGNER T，MCKENNA L. Molecular pathology and pathobiology of osteoar-

thritic cartilage[J]. Cellular and Molecular Life Sciences, 2002, 59(1): 5-18.

[58] AN Y, KOYAMA T, HANABUSA K, et al. Preparation and properties of highly phosphorylated poly(vinyl alcohol) hydrogels chemically crosslinked by glutaraldehyde[J]. Polymer, 1995, 36(11): 2297-2301.

[59] ARMSTRONG C G, GARDNER D L. Thickness and distribution of human femoral head articular cartilage. Changes with age[J]. Annals of the Rheumatic Diseases, 1977, 36(5): 407-412.

[60] ATESHIAN G A. A theoretical formulation for boundary friction in articular cartilage[J]. Journal of Biomechanical Engineering, 1997, 119(1): 81-86.

[61] ATESHIAN G A, LAI W M, ZHU W B, et al. An asymptotic solution for the contact of two biphasic cartilage layers[J]. Journal of Biomechanics, 1994, 27(11): 1347-1360.

[62] ATESHIAN G A, MOW V C, HUISKES R. Friction, lubrication, and wear of articular cartilage and diarthrodial joints[J]. Basic Orthopaedic Biomechanics and Mechano-Biology, 2005, 3: 447-494.

[63] ATESHIAN G A, SOLTZ M A, MAUCK R L, et al. The role of osmotic pressure and tension-compression nonlinearity in the frictional response of articular cartilage[J]. Transport in Porous Media, 2003, 50(1-2): 5-33.

[64] ATESHIAN G A, SOSLOWSKY L J, MOW V C. Quantitation of articular surface topography and cartilage thickness in knee joints using stereophotogrammetry[J]. Journal of Biomechanics, 1991, 24(8): 761-776.

[65] ATESHIAN G A. The role of interstitial fluid pressurization in articular cartilage lubrication[J]. Journal of Biomechanics, 2009, 42(9): 1163-1176.

[66] ATESHIAN G A, WANG H. A theoretical solution for the frictionless rolling contact of cylindrical biphasic articular cartilage layers[J]. Journal of Biomechanics, 1995, 28(11): 1341-1355.

[67] ATESHIAN G A, WANG H, LAI W M. The role of interstitial fluid pressurization and surface porosities on the boundary friction of articular cartilage[J]. Journal of Tribology, 1998, 120(2): 241-248.

[68] AWADALLAH F A. Five years in vitro study of(poly vinyl alcohol/poly vinyl pyrrolidone/poly acrylic acid) hydrogel to mimic the knee joint meniscus[J]. Polymers for Advanced Technologies, 2014, 25(5): 581-587.

[69] BALAZS E A, WATSON D, DUFF I F, et al. Hyaluronic acid in synovial fluid. I. Molecular parameters of hyaluronic acid in normal and arthritic human fluids[J]. Arthritis & Rheumatism, 1967, 10(4): 357-376.

[70] BASHAIWOLDU A B, PODCZECK F, NEWTON J M. Application of dynamic mechanical analysis(DMA) to the determination of the mechanical properties of coated pellets[J]. International Journal of Pharmaceutics, 2004, 274(1): 53-63.

[71] BAYKAL D, UNDERWOOD R J, MANSMANN K, et al. Evaluation of friction

properties of hydrogels based on a biphasic cartilage model[J]. Journal of the Mechanical Behavior of Biomedical Materials,2013,28:263-273.

[72] BERGMANN G, GRAICHEN F, ROHLMANN A. Hip joint loading during walking and running, measured in two patients[J]. Journal of Biomechanics, 1993,26(8):969-990.

[73] BLUM MM, OVAERT T C. A novel polyvinyl alcohol hydrogel functionalized with organic boundary lubricant for use as low - friction cartilage substitute: Synthesis, physical/chemical, mechanical, and friction characterization[J]. Journal of Biomedical Materials Research,2012,100(7):1755-1763.

[74] BLUM MM, OVAERT T C. Experimental and numerical tribological studies of a boundary lubricant functionalized poro-viscoelastic PVA hydrogel in normal contact and sliding[J]. Journal of the Mechanical Behavior of Biomedical Materials, 2012,14:248-258.

[75] BLUM MM, OVAERT T C. Investigation of friction and surface degradation of innovative boundary lubricant functionalized hydrogel material for use as artificial articular cartilage[J]. Wear,2013,301(1):201-209.

[76] BODUGOZ H, PEKEL N, GUVEN N, et al. Preparation of poly(vinyl alcohol) hydrogels with radiation grafted citric and succinic acid gruops[J]. Radiation Physics and Chemistry,1999,55(5):667-671.

[77] BOSTAN L, TRUNFIO-SFARGHIU A M, VERESTIUC L, et al. Mechanical and tribological properties of poly(hydroxyethyl methacrylate) hydrogels as articular cartilage substitutes[J]. Tribology International,2012,46(1):215-224.

[78] BUCKWALTER J A, MANKIN H J. Articular cartilage: degeneration and osteoarthritis, repair, regeneration, and transplantation[J]. Instructional Course Lectures,1997,47:487-504.

[79] BUCKWALTER J A, MANKIN H J, GRODZINSKY A J. Articular cartilage and osteoarthritis[J]. Instructional Course Lectures-American Academy of Orthopaedic Surgeons,2005,54:465.

[80] BUECHNER P M, LAKES R S, SWAN C, et al. A broadband viscoelastic spectroscopic study of bovine bone: implications for fluid flow[J]. Annals of Biomedical Engineering,2001,29(8):719-728.

[81] CAI Z, GAO S, GAN X, et al. Torsional fretting wear behaviour of nature articular cartilage in vitro[J]. International Journal of Surface Science and Engineering,2011,5(5):348-368.

[82] CHEN K, ZHANG D, CUI X, et al. Preparation of ultrahigh-molecular-weight polyethylene grafted with polyvinyl alcohol hydrogel as an artificial joint[J]. RSC Advances,2015,5(31):24215-24223.

[83] CHEN K, ZHANG D, DAI Z, et al. Research on the Interstitial Fluid Load Support Characteristics and Start-Up Friction Mechanisms of PVA-HA-Silk Com-

posite Hydrogel[J]. Journal of Bionic Engineering, 2014, 11(3): 378-388.

[84] CROWINSHIELD R D, BRAND R A. The effects of walking velocity and age on hip kinematics and kinetics [J]. Clinical Orthopaedics and Related Research, 1978, 132: 140-144.

[85] DAI Z M, ZHANG D K, CHEN K. Mechanical property analysis of PVA/HA composite hydrogel and its finite element simulation[J]. Journal of Medical Biomechanics, 2012, 27: 344-350.

[86] DONZELLI P S, SPILKER R L. A contact finite element formulation for biological soft hydrated tissues[J]. Computer Methods in Applied Mechanics and Engineering, 1998, 153(1): 63-79.

[87] DOWSON D, JIN Z M. Micro-elastohydrodynamic lubrication of synovial joints [J]. Engineering in Medicine, 1986, 15(2): 63-65.

[88] ERICKSON I E, KESTLE S R, ZELLARS K H, et al. High mesenchymal stem cell seeding densities in hyaluronic acid hydrogels produce engineered cartilage with native tissue properties[J]. Acta Biomaterialia, 2012, 8(8): 3027-3034.

[89] ESPINO D M, SHEPHERD D E T, HUKINS D W L. Viscoelastic properties of bovine knee joint articular cartilage: dependency on thickness and loading frequency[J]. BMC Musculoskeletal Disorders, 2014, 15(1): 205.

[90] FEDERICO S, LA ROSA G, HERZOG W, et al. Effect of fluid boundary conditions on joint contact mechanics and applications to the modeling of osteoarthritic joints[J]. Journal of Biomechanical Engineering, 2004, 126(2): 220-225.

[91] FORSTER H, FISHER J, DOWSON D, et al. The effect of stationary loading on the friction and boundary lubrication of articular cartilage in the mixed lubrication regime[J]. Tribology Series, 1995, 30: 71-83.

[92] FORSTER H, FISHER J. The influence of continuous sliding and subsequent surface wear on the friction of articular cartilage[J]. Proceedings of the Institution of Mechanical Engineers, 1999, 213(4): 329-345.

[93] FORSTER H, FISHER J. The influence of loading time and lubricant on the friction of articular cartilage[J]. Proceedings of the Institution of Mechanical Engineers, 1996, 210(2): 109-119.

[94] FORSTER H, FISHER J. The influence of loading time and lubricant on the friction of articular cartilage[J]. Proceedings of the Institution of Mechanical Engineers, 1996, 210(2): 109-119.

[95] FRANKE O, GOKEN M, MEYERS M A, et al. Dynamic nanoindentation of articular porcine cartilage [J]. Materials Science and Engineering, 2011, 31(4): 789-795.

[96] FREEMAN M E, FUREY M J, LOVE B J, et al. Friction, wear, and lubrication of hydrogels as synthetic articular cartilage[J]. Wear, 2000, 241(2): 129-135.

[97] FULCHER G R, HUKINS D W L, SHEPHERD D E T. Viscoelastic properties

of bovine articular cartilage attached to subchondral bone at high frequencies[J]. BMC Musculoskeletal Disorders,2009,10(1):61.

[98] FURUKAWA H,HORIE K,NOZAKI R,et al. Swelling-induced modulation of static and dynamic fluctuations in polyacrylamide gels observed by scanning microscopic light scattering[J]. Physical Review,2003,68(3):1406-1421.

[99] GALLI M,COMLEY K S C,SHEAN T A V,et al. Viscoelastic and poroelastic mechanical characterization of hydrated gels[J]. Journal of Materials Research, 2009,24(03):973-979.

[100] GAN X,CAI Z,QIAO M,et al. Fretting wear behaviors of mandibular condylar cartilage of nature temporomandibular joint in vitro[J]. Tribology International,2013,63:204-212.

[101] GAN X,CAI Z,QIAO M,et al. Fretting wear behaviors of mandibular condylar cartilage of nature temporomandibular joint in vitro[J]. Tribology International,2013,63:204-212.

[102] GOLDRING M B,GOLDRING S R. Articular cartilage and subchondral bone in the pathogenesis of osteoarthritis[J]. Annals of the New York Academy of Sciences,2010,1192(1):230-237.

[103] GONG J,HIGA M,IWASAKI Y,et al. Friction of gels[J]. the Journal of Physical Chemistry,1997,101(28):5487-5489.

[104] GONG J,IWASAKI Y,OSADA Y,et al. Friction of gels 3 friction on solid surfaces[J]. the Journal of Physical Chemistry,1999,103(29):6001-6006.

[105] GONG J,OSADA Y. Gel friction:a model based on surface repulsion and adsorption[J]. the Journal of Chemical Physics,1998,109(18):8062-8068.

[106] GONG J P. Friction and lubrication of hydrogels—its richness and complexity [J]. Soft Matter,2006,2(7):544-552.

[107] GONG J P,IWASAKI Y,OSADA Y. Friction of gels 5 negative load dependence of polysaccharide gels[J]. the Journal of Physical Chemistry, 2000, 104 (15):3423-3428.

[108] GONG J P,KAGATA G,OSADA Y. Friction of gels. 4. Friction on charged gels[J]. the Journal of Physical Chemistry,1999,103(29):6007-6014.

[109] GONG J P,KUROKAWA T,NARITA T,et al. Synthesis of hydrogels with extremely low surface friction[J]. Journal of the American Chemical Society, 2001,123(23):5582-5583.

[110] GONZALEZ J S,ALVAREZ V A. Mechanical properties of polyvinylalcohol/ hydroxyapatite cryogel as potential artificial cartilage[J]. Journal of the Mechanical Behavior of Biomedical Materials,2014,34:47-56.

[111] GOODMAN S B,SONG Y,YOO J Y,et al. Local infusion of FGF-2 enhances bone ingrowth in rabbit chambers in the presence of polyethylene particles[J]. Journal of Biomedical Materials Research ,2003,65(4):454-461.

[112] GRAINDORGE S, FERRANDEZ W, JIN Z, et al. Biphasic surface amorphous layer lubrication of articular cartilage[J]. Medical Engineering & Physics, 2005, 27(10): 836-844.

[113] GRAINDORGE S, FERRANDEZ W, JIN Z, et al. Biphasic surface amorphous layer lubrication of articular cartilage[J]. Medical Engineering & Physics, 2005, 27(10): 836-844.

[114] GU Z Q, XIAO J M, ZHANG X H. The development of artificial articular cartilage-PVA hydrogel[J]. Bio-medical Materials and Engineering, 1998, 8(2): 75-81.

[115] HAN S K, FEDERICO S, EPSTEIN M, et al. An articular cartilage contact model based on real surface geometry[J]. Journal of Biomechanics, 2005, 38(1): 179-184.

[116] HASSAN C M, WARD J H, PEPPAS N A. Modeling of crystal dissolution of PVA gels produced by freezing/thawing processes[J]. Polymer, 2000, 41(18): 6729-6739.

[117] HOLLOWAY J L, LOWMAN A M, PALMESE G R. Mechanical evaluation of poly(vinyl alcohol)-based fibrous composites as biomaterials for meniscal tissue replacement[J]. Acta Biomaterialia, 2010, 6(12): 4716-4724.

[118] HOLMES M H, LAI W M, MOW V C. Compression effects on cartilage permeability[M]. Washington: Tissue Nutrition and Viability Springer US, 1986.

[119] HUNZIKER E B. Articular cartilage repair: basic science and clinical progress. A review of the current status and prospects[J]. Osteoarthritis and Cartilage, 2002, 10(6): 432-463.

[120] JIANG B. Study on PVA hydrogel crosslinked by epichlorohydrin[J]. Journal of Applied Polymer Science, 1992, 46(5): 783.

[121] JIANG F, WANG X, HE C, et al. Mechanical properties of tough hydrogels synthesized with a facile simultaneous radiation polymerization and cross-linking method[J]. Radiation Physics and Chemistry, 2015, 106: 7-15.

[122] JIN Z M, PICKARD J E, FORSTER H, et al. Frictional behaviour of bovine articular cartilage[J]. Biorheology, 2000, 37(1): 57-63.

[123] KAGATA G, GONG J P, OSADA Y. Friction of gels. 6. Effects of sliding velocity and viscoelastic responses of the network[J]. the Journal of Physical Chemistry, 2002, 106(18): 4596-4601.

[124] KAGATA G, GONG J P, OSADA Y. Friction of gels. 7. Observation of static friction between like-charged gels[J]. the Journal of Physical Chemistry, 2003, 107(37): 10221-10225.

[125] KATTA J K, MARCOLONGO M, LOWMAN A, et al. Friction and wear behavior of poly(vinyl alcohol)/poly(vinyl pyrrolidone) hydrogels for articular cartilage replacement[J]. Journal of Biomedical Materials Research Part A,

2007,83(2):471-479.

[126] KELKAR R,ATESHIAN G A. Contact creep response between a rigid impermeable cylinder and a biphasic cartilage layer using integral transforms[J]. ASME-PUBLICATIONS-BED,1995,29:313-313.

[127] KLOXIN A M,KASKO A M,SALINAS C N,et al. Photodegradable hydrogels for dynamic tuning of physical and chemical properties[J]. Science,2009,324(5923):59-63.

[128] KOBAYASHI A,BONFIELD W,KADOYA Y,et al. The size and shape of particulate polyethylene wear debris in total joint replacements[J]. Proceedings of the Institution of Mechanical Engineers,1997,211(1):11-15.

[129] KOSUKEGAWA H,FRIDRICI V,KAPSA P,et al. Friction Properties of Medical Metallic Alloys on Soft Tissue-Mimicking Poly(Vinyl Alcohol) Hydrogel Biomodel[J]. Tribology Letters,2013,51(3):311-321.

[130] KOSUKEGAWA H,FRIDRICI V,KAPSA P,et al. Friction Properties of Medical Metallic Alloys on Soft Tissue - Mimicking Poly(Vinyl Alcohol) Hydrogel Biomodel[J]. Tribology Letters,2013,51(3):311-321.

[131] KOSUKEGAWA H,FRIDRICI V,LAURENCEAU E,et al. Friction of 316L stainless steel on soft-tissue-like poly(vinyl alcohol) hydrogel in physiological liquid[J]. Tribology International,2015,82:407-414.

[132] KRISHNAN R,PARK S,ECKSTEIN F,et al. Inhomogeneous cartilage properties enhance superficial interstitial fluid support and frictional properties,but do not provide a homogeneous state of stress[J]. Journal of Biomechanical Engineering,2003,125(5):569-577.

[133] KUROKAWA T,TOMINAGA T,KATSUYAMA Y,et al. Elastic-hydrodynamic transition of gel friction[J]. Langmuir,2005,21(19):8643-8648.

[134] LEONE G,BIDINI A,LAMPONI S,et al. States of water,surface and rheological characterisation of a new biohydrogel as articular cartilage substitute[J]. Polymers for Advanced Technologies,2013,24(9):824-833.

[135] LEWIS P R,MCCUTCHEN C W. Mechanism of animal joints:experimental evidence for weeping lubrication in mammalian joints[J]. Nature,1959,184:1285.

[136] LIAN Z,YE L. Effect of PEO on the network structure of PVA hydrogels prepared by freezing/thawing method[J]. Journal of Applied Polymer Science,2013,128(5):3325-3329.

[137] LI F,WU G,WANG J,et al. Tribological properties of poly(vinyl alcohol) hydrogel in response to ceramic femoral component[J]. Iranian Polymer Journal,2009,18(11):881-890.

[138] LINN F C. Lubrication of animal joints[J]. The Journal of Bone & Joint Surgery,1967,49(6):1079-1098.

[139] MACIROWSKI T,TEPIC S,MANN R W. Cartilage stresses in the human hip

joint[J]. Journal of Biomechanical Engineering,1994,116(1):10-18.

[140] MAIOLO A S,AMADO M N,GONZALEZ J S,et al. Development and characterization of poly(vinyl alcohol) based hydrogels for potential use as an articular cartilage replacement[J]. Materials Science and Engineering:C,2012,32(6):1490-1495.

[141] MANDAL BB,GHOSH B,KUNDU S C. Non-mulberry silk sericin/poly(vinyl alcohol) hydrogel matrices for potential biotechnological applications[J]. International Journal of Biological Macromolecules,2011,49(2):125-133.

[142] MARQUES A P,REIS R L,HUNTJ A. The biocompatibility of novel starch-based polymers and composites:in vitro studies[J]. Biomaterials,2002,23(6):1471-1478.

[143] MA R,XIONG D,MIAO F,et al. Friction properties of novel PVP/PVA blend hydrogels as artificial cartilage[J]. Journal of Biomedical Materials Research,2010,93(3):1016-1019.

[144] MA R,XIONG D,MIAO F,et al. Novel PVP/PVA hydrogels for articular cartilage replacement [J]. Materials Science and Engineering, 2009, 29 (6):1979-1983.

[145] MASATOSHI KKANEKIYO M, ISAO A. A study of molecular motion of PVA/water system by high-pressure 1H pulse-NMR method[J]. Polymer Gels and Networks,1998,6(5):347-354.

[146] MCCUTCHEN C W. Mechanism of animal joints:sponge-hydrostatic and weeping bearings[J]. Nature,1959,185:1284-1285.

[147] MCCUTCHEN C W. The frictional properties of animal joints[J]. Wear,1962,5(1):1-17.

[148] MCGEE M A,HOWIE D W,NEALE S D,et al. The role of polyethylene wear in joint replacement failure[J]. Proceedings of the Institution of Mechanical Engineers,1997,211(1):65-72.

[149] MIRAHMADI F,TAFAZZOLI-SHADPOUR M,SHOKRGOZAR M A,et al. Enhanced mechanical properties of thermosensitive chitosan hydrogel by silk fibers for cartilage tissue engineering[J]. Materials Science and Engineering,2013,33(8):4786-4794.

[150] MOLLER L,KRAUSE A,DAHLMANN J,et al. Preparation and evaluation of hydrogel-composites from methacrylated hyaluronic acid, alginate, and gelatin for tissue engineering[J]. the International Journal of Artificial Organs,2011,34(2):93-102.

[151] MOW V C,ATESHIAN G A. Lubrication and wear of diarthrodial joints[J]. Basic orthopaedic Biomechanics,1997,2:275-315.

[152] MOW V C,HOLMES M H,LAI W M. Fluid transport and mechanical properties of articular cartilage: a review[J]. Journal of Biomechanics,1984,17(5):

377-394.

[153] MOW V C, HUISKES R. Basic orthopaedic biomechanics & mechano-biology [M]. London: Lippincott Williams & Wilkins, 2005.

[154] MOW V C, KUEI S C, LAI W M, et al. Biphasic creep and stress relaxation of articular cartilage in compression: theory and experiments[J]. Journal of Biomechanical Engineering, 1980, 102(1): 73-84.

[155] MOW V C, LAI W M. Recent developments in synovial joint biomechanics[J]. Siam Review, 1980, 22(3): 275-317.

[156] MOW V C, LAI W M. Recent developments in synovial joint biomechanics[J]. Siam Review, 1980, 22(3): 275-317.

[157] MOW V C, RATCLIFFE A, POOLE A R. Cartilage and diarthrodial joints as paradigms for hierarchical materials and structures[J]. Biomaterials, 1992, 13(2): 67-97.

[158] MURAKAMI T, SAKAI N, YAMAGUCHI T, et al. Evaluation of a superior lubrication mechanism with biphasic hydrogels for artificial cartilage[J]. Tribology International, 2014.

[159] NAKANISHI K, TANAKA H, SUGANO N, et al. MR-based three-dimensional presentation of cartilage thickness in the femoral head[J]. European Radiology, 2001, 11(11): 2178-2183.

[160] NEHRER S, DOMAYER S, DOROTKA R, et al. Three-year clinical outcome after chondrocyte transplantation using a hyaluronan matrix for cartilage repair [J]. European Journal of Radiology, 2006, 57(1): 3-8.

[161] NGUYEN Q T, HWANG Y, CHEN A C, et al. Cartilage-like mechanical properties of poly(ethylene glycol)-diacrylate hydrogels[J]. Biomaterials, 2012, 33(28): 6682-6690.

[162] OLSEN S, OLOYEDE A. A finite element analysis methodology for representing the articular cartilage functional structure[J]. Computer Methods in Biomechanics & Biomedical Engineering, 2002, 5(6): 377-386.

[163] PAL K, BANTHIA A K, MAJUMDAR D K. Preparation and characterization of polyvinyl alcohol-gelatin hydrogel membranes for biomedical applications [J]. Aaps Pharmscitech, 2007, 8(1): E142-E146.

[164] PAN Y, XIONG D. Stress-relaxation models of nano-HA/PVA gel biocomposites[J]. Mechanics of Time-Dependent Materials, 2013, 17(2): 195-204.

[165] PARK J S, KIM H A, CHOI J B, et al. Effects of annealing and the addition of PEG on the PVA based hydrogel by gamma ray[J]. Radiation Physics and Chemistry, 2012, 81(7): 857-860.

[166] PARK S, KRISHNAN R, NICOLL S B, et al. Cartilage interstitial fluid load support in unconfined compression[J]. Journal of Biomechanics, 2003, 36(12): 1785-1796.

[167] PAWASKAR S S, JIN Z M, FISHER J. Modelling of fluid support inside articular cartilage during sliding[J]. Proceedings of the Institution of Mechanical Engineers, 2007, 221(3): 165-174.

[168] PEPPAS E, NAEDWARD W. Differential scanning calorimetry[J]. Journal of Applied Polymer Science, 1976, 20(6): 1457-1465.

[169] PROTOPAPADAKI A, DRECHSLER W I, CRAMP M C, et al. Hip, knee, ankle kinematics and kinetics during stair ascent and descent in healthy young individuals[J]. Clinical Biomechanics, 2007, 22(2): 203-210.

[170] RAZZAK M T, DARWIS D, ZAINUDDIN, et al. Irradiation of polyvinyl alcohol and polyvinyl pyrrolidone blended hydrogel for wound dressing[J]. Radiation Physics and Chemistry, 2001, 62(1): 107-113.

[171] RAZZAK M T, ZAINUDDIN, ERIZAL, et al. The characterization of dressing component materials and radiation foration of PVA-PVP hydrogel[J]. Radiation Physics and Chemistry, 1999, 55(2): 153-165.

[172] RUSHFELDT P D, MANN R W, HARRIS W H. Improved techniques for measuring in vitro the geometry and pressure distribution in the human acetabulum-I: Ultrasonic measurement of acetabular surfaces, sphericity and cartilage thickness[J]. Journal of Biomechanics, 1981, 14(4): 253-260.

[173] SAKAI N, HAGIHARA Y, FURUSAWA T, et al. Analysis of biphasic lubrication of articular cartilage loaded by cylindrical indenter[J]. Tribology International, 2012, 46(1): 225-236.

[174] SANDELL L J, AIGNER T. Articular cartilage and changes in arthritis. An introduction: cell biology of osteoarthritis [J]. Arthritis Res., 2001, 3 (2): 107-113.

[175] SARDINHA V M, LIMA L L, BELANGERO W D, et al. Tribological characterization of polyvinyl alcohol hydrogel as substitute of articular cartilage[J]. Wear, 2013, 301(1): 218-225.

[176] SCHARFF K, TUCKER C A. Commentary on "Reliability of Measuring Hip and Knee Power and Movement Velocity in Active Youth"[J]. Pediatric Physical Therapy, 2015, 27(1): 89.

[177] SHARMA B, FERMANIAN S, GIBSON M, et al. Human cartilage repair with a photoreactive adhesive-hydrogel composite[J]. Science Translational Medicine, 2013, 5(167): 165-169.

[178] SHI Y, XIONG D. Microstructure and friction properties of PVA/PVP hydrogels for articular cartilage repair as function of polymerization degree and polymer concentration[J]. Wear, 2013, 305(1): 280-285.

[179] SHI Y, XIONG D, ZHANG J. Effect of irradiation dose on mechanical and biotribological properties of PVA/PVP hydrogels as articular cartilage[J]. Tribology International, 2014, 78: 60-67.

[180] SILVA P,CROZIER S,VEIDT M,et al. An experimental and finite element poroelastic creep response analysis of an intervertebral hydrogel disc model in axial compression[J]. Journal of Materials Science:Materials in Medicine,2005,16(7):663-669.

[181] SIMON W H. Scale effects in animal joints I:articular cartilage thickness and compressive stress[J]. Arthritis & Rheumatism,1970,13(3):244-255.

[182] SKAALURE S C,DIMSON S O,PENNINGTON A M,et al. Semi-interpenetrating networks of hyaluronic acid in degradable PEG hydrogels for cartilage tissue engineering[J]. Acta Biomaterialia,2014,10(8):3409-3420.

[183] SOKOLOFF L. Elasticity of articular cartilage:effect of ions and viscous solutions[J]. Science,1963,141(3585):1055-1057.

[184] SOLTZ M A,ATESHIAN G A. Experimental verification and theoretical prediction of cartilage interstitial fluid pressurization at an impermeable contact interface in confined compression[J]. Journal of Biomechanics, 1998, 31(10):927-934.

[185] SPILLER K L,MAHER S A,LOWMAN A M. Hydrogels for the repair of articular cartilage defects[J]. Tissue Engineering Part B:Reviews,2011,17(4):281-299.

[186] TANAKA E,PELAYO F,KIM N,et al. Stress relaxation behaviors of articular cartilages in porcine temporomandibular joint[J]. Journal of biomechanics, 2014,47(7):1582-1587.

[187] TEMENOFF J S,ATHANASIOU K A,LEBARON R G,et al. Effect of poly (ethylene glycol) molecular weight on tensile and swelling properties of oligo (poly(ethylene glycol) fumarate) hydrogels for cartilage tissue engineering[J]. Journal of Biomedical Materials Research,2002,59(3):429-437.

[188] VON EISENHART R,ADAM C,STEINLECHNER M,et al. Quantitative determination of joint incongruity and pressure distribution during simulated gait and cartilage thickness in the human hip joint[J]. Journal of Orthopaedic Research,1999,17(4):532-539.

[189] WALKER P S,DOWSON D,LONGFIELD M D,et al. "Boosted lubrication" in synovial joints by fluid entrapment and enrichment[J]. Annals of the Rheumatic Diseases,1968,27(6):512.

[190] WANDS I,SHEPHERD D E T,HUKINS D W L. Viscoelastic properties of composites of calcium alginate and hydroxyapatite[J]. Journal of Materials Science:Materials in Medicine,2008,19(6):2417-2421.

[191] WANG B,MUKATAKA Si,KODAMA M,et al. Viscometric and light scattering studies on microgel formation by gamma-ray irradiation to aqueous oxygen-free solutions of poly(vinyl alcohol)[J]. Langmuir,1997,13(23):6108-6114.

[192] WARNER M D. Finite element biphasic modelling of articular cartilage:an in-

vestigation into crystal induced damage[D]. Bath:University of Bath,2000.

[193] WARNER M D,TAYLOR W R,CLIFT S E. Finite element biphasic indentation of cartilage:a comparison of experimental indenter and physiological contact geometries[J]. Proceedings of the Institution of Mechanical Engineers, 2001,215(5):487-496.

[194] WYLER A,BOUSSON V,BERGOT C,et al. Comparison of MR-arthrography and CT-arthrography in hyaline cartilage-thickness measurement in radiographically normal cadaver hips with anatomy as gold standard[J]. Osteoarthritis and Cartilage,2009,17(1):19-25.

[195] YAMAMOTO T,KUROKAWA T,AHMED J,et al. In situ observation of a hydrogel - glass Interface during Sliding Friction[J]. Soft Matter,2014,10(30):5589-5596.

[196] YANG T,SPILKER R L. A Lagrange multiplier mixed finite element formulation for three-dimensional contact of biphasic tissues[J]. Journal of Biomechanical Engineering,2007,129(3):457-471.

[197] YOKOYAMA F,MASADA I,SHIMAMURA K,et al. Morphology and structure of highly elastic poly(vinyl alcohol) hydrogel prepared by repeated freezing-and-melting[J]. Colloid and Polymer Science,1986,264(7):595-601.

[198] YOSHIDA R,UCHIDA K,KANEKO Y,et al. Comb-type grafted hydrogels with rapid deswelling response to temperature changes[J]. Nature,1995,374(6519):240-242.

[199] ZHANG D,CHEN K,WU L,et al. Synthesis and characterization of PVA-HA-silk composite hydrogel by orthogonal experiment[J]. Journal of Bionic Engineering,2012,9(2):234-242.

[200] ZHANG M,ZHENG Y P,MAK A F T. Estimating the effective Young's modulus of soft tissues from indentation tests-nonlinear finite element analysis of effects of friction and large deformation[J]. Medical Engineering & Physics,1997,19(6):512-517.